MANUEL D'HYGIÈNE

A L'USAGE

DES ENFANTS ET DES GENS DU MONDE.

Nancy, imprimerie de veuve Raybois et comp.

L'ART DE CONSERVER LA SANTÉ.

MANUEL D'HYGIÈNE

A L'USAGE

DES ENFANTS ET DES GENS DU MONDE,

TERMINÉ PAR L'INDICATION DES ACCIDENTS QUI MENACENT PROMPTEMENT LA VIE, AINSI QUE DES MOYENS DE LES PRÉVENIR ET D'Y REMÉDIER,

PAR E.-A. ANCELON,
Docteur en Médecine,
Médecin de l'hôpital de Dieuze, Membre de la Société de Médecine de Nancy, de la Société nationale de Médecine de Marseille, de la Société des Sciences médicales de la Moselle.

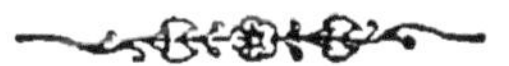

NANCY,
GRIMBLOT ET VEUVE RAYBOIS, IMPRIMEURS-LIBRAIRES,
Place Stanislas, 7, et rue Saint-Dizier, 125.
1852.

MANUEL D'HYGIÈNE

A L'USAGE

DES ENFANTS ET DES GENS DU MONDE.

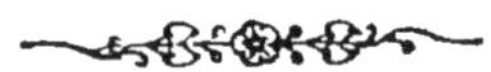

L'Hygiène est cette partie des sciences médicales dont la fin est la conservation de la santé.

On la divise en hygiène publique et en hygiène privée : la première est du ressort de l'autorité, dont il est nécessaire d'exécuter sagement les prescriptions ; la seconde, qui tombe dans le domaine de chacun de nous, sera traitée dans ce manuel.

Elle a pour sujet l'homme en santé ; pour objet, toutes les influences internes ou externes à l'action desquelles l'homme est exposé, et enfin l'usage que l'on peut faire de ces influences, dans un but de conservation.

PREMIÈRE PARTIE.

DU SUJET DE L'HYGIÈNE.

L'hygiène considère l'homme sain sous le quadruple rapport de l'âge, du sexe, du tempérament et de la durée de sa vie.

§ I.

La croissance, le développement et toutes les modifications physiques, morales, intellectuelles auxquelles l'âge donne lieu, ont des phases qu'il importe de connaître, et amènent dans l'homme des changements que l'hygiène fait tourner à son profit.

Ces phases diverses sont : l'enfance, l'adolescence, l'âge viril, l'âge mûr, la vieillesse, la décrépitude.

a. L'enfance embrasse deux périodes distinctes : la première comprend tout le temps qui s'écoule entre le moment de la naissance et l'éruption des secondes dents, à l'âge de 7 ans ; la seconde s'étend jusqu'à l'âge de 14 ans.

Le phénomène le plus saillant de cette époque de la vie est l'éruption dentaire qui expose les enfants aux convulsions, aux maladies des yeux, des oreilles, de la tête ou du tube digestif : double motif qui doit engager à surveiller sévèrement les vêtements, les habitudes, le régime alimentaire des enfants, et à ménager l'intelligence des jeunes sujets placés dans les salles d'asile et dans les dernières divisions de l'école primaire. On ne saurait trop se rappeler que l'exercice corporel est un des besoins les plus impérieux de l'enfance.

b. On est adolescent à l'âge de 14 ans. C'est la période de la vie qui expose le plus aux maladies du poumon et du cœur : toutes maladies ordinairement déterminées par la croissance, alors fort active, trop souvent secondée chez les enfants du peuple par le concours d'un travail prématuré et d'une alimentation insuffisante. C'est encore l'âge de la mémoire et la période d'évolution intellectuelle. On n'apprend bien à travailler que durant cette phase de la vie humaine.

c. L'âge viril commence à 21 ans, suivant la physiologie et les lois civiles. Alors les forces physiques et la puissance intellectuelle ont acquis un développement dont l'énergie va toujours croissant jusqu'à l'âge de 40 ans : âge de travail sérieux, époque de création intellectuelle, cette période a tué bien des hommes de génie à 33 ans. Les maladies de cet âge, quoique menaçant toujours le poumon, ont ordinairement leur siége dans le tube digestif et ses dépendances.

d. L'âge mûr suit immédiatement l'âge viril; il commence à 40 ans et finit à 60. Les maladies en occupent à peu près le même siége que dans l'âge précédent; mais elles affectent une persistance, une ténacité qu'elles n'avaient pas montrées jusqu'alors; elles ont une tendance singulière à passer à l'état chronique.

L'ambition est le vautour qui ronge les entrailles de l'âge mûr.

e. La vieillesse commence à 60 ans, la décrépitude à 70; mais l'homme qui a eu le malheur d'abuser de son tempérament et des jouissances de la vie, dans le cours des âges précédents, qui s'abandonne à la mollesse, vieillit de bonne heure et arrive promptement à la décrépitude. Les vieillards succombent aux maladies de la tête et du ventre; ces dernières sont toujours chroniques et souvent de nature cancéreuse. La passion dominante des vieillards est l'avarice.

§ II.

Les sexes méritent de la part de l'hygiène une attention toute particulière. L'homme et la femme ont une puissance physique et intellectuelle, des passions, des vêtements différents. L'hygiène démontre d'ailleurs que la faiblesse, la susceptibilité nerveuse de la femme doivent être une raison suffisante pour la faire respecter, secourir par l'homme généralement doué de plus de force physique et d'une plus grande énergie morale : c'est sur ces données que reposaient les principes moraux de la galanterie française, cette tradition du bon goût et du savoir vivre qui malheureusement tend chaque jour à s'effacer davantage. Si la femme est le symbole de la tendresse maternelle, l'homme doit être celui de la bienveillance et de la protection.

§ III.

On a donné le nom de tempérament à la manière d'être de chaque individu, déterminée par la prédominance de quelque organe important sur tous les autres. Il y en a quatre types principaux : 1° le tempérament lymphatique ; 2° le tempérament sanguin ; 3° le tempérament bilieux ; 4° le tempérament nerveux. Entre ces divers types qui souvent se confondent, on rencontre encore des nuances infinies.

1° Les attributs du tempérament lymphatique sont la rondeur des formes, la flaccidité, la pâleur des chairs, la lenteur et la faiblesse des mouvements : il résulte de l'empire exercé par les liquides blancs sur la masse générale. Les hommes de ce tempérament sont lents, faibles, cauteleux, irrésolus, sans vigueur morale, sans puissance intellectuelle : les moindres travaux du corps ou de l'esprit les fatiguent.

Le goitre, le crétinisme, les scrofules (humeurs froides), sont l'apanage ordinaire des lymphatiques.

2° Le tempérament sanguin est caractérisé par la douceur, la blancheur rosée de la peau, la vive coloration de la face, la teinte châtaine des cheveux, un embonpoint modéré, la vaste circonférence d'un cou très-court; il dépend d'une évolution puissante des artères, des veines et du cœur qui bat avec violence. Les hommes ainsi constitués ne sont pas généralement doués d'une grande intelligence ; ils se laissent facilement emporter par la colère et brillent dans les combats par leur bouillant courage. Ce que l'on a décoré du nom de tempérament athlétique, caractérisé par le développement des saillies musculaires, n'est autre chose qu'une des nombreuses nuances du tempérament sanguin.

Les maladies de ce tempérament sont toutes inflammatoires et tendent souvent, lorsqu'elles sont violentes, à se terminer par la gangrène.

3° La teinte jaune paille de la peau fait attribuer à une activité particulière du foie et de ses dépendances, le tempérament bilieux. La maigreur, les saillies osseuses font encore reconnaître les hommes de ce tempérament qui dispose à la colère et entretient cette persistance si nécessaire dans les grandes entreprises. Les bilieux succombent ordinairement à des affections chroniques du foie, du tube digestif et de ses dépendances, et à des hydropisies consécutives à ces maladies.

4° Le tempérament nerveux est dû à l'excessive mobilité des deux ordres de nerfs qui entretiennent la vie. Sous l'influence de cet état particulier, la complexion est sèche, la fibre est grêle, les muscles peu développés : la figure pâle, émaciée, jouit d'une mobilité d'expression remarquable ; l'œil est vif, le front haut, les mouvements brusques et saccadés. L'intelligence qui accompagne ce tempérament est fort remarquable, mais il arrive trop souvent qu'elle manque de ténacité. Les hommes de ce tempérament sont bizarres, enclins à la mélancolie, à l'hypocondrie et à tous les genres d'affections nerveuses.

§ IV.

Quelle est la durée de la vie ? de 90 ans environ. Néanmoins, elle varie suivant les climats : plus courte, plus précipitée dans les pays chauds, elle est plus lente, plus reculée dans les pays froids.

Des calculs basés sur les dernières recherches statistiques, prouvent que la durée moyenne de la vie s'élève maintenant à 37 ans.

DEUXIÈME PARTIE.

DE L'OBJET DE L'HYGIÈNE.

Dans cette seconde partie de notre travail nous avons à nous occuper des influences auxquelles les hommes sont exposés, et qui sont du ressort de l'hygiène.

On en compte de six sortes qui sont dues : 1° aux choses environnantes ; 2° aux choses qui s'appliquent à la surface du corps ; 3° aux choses introduites par les voies alimentaires ; 4° aux actions et aux exercices dépendant de la volonté ; 5° aux choses qui doivent être rendues et à celles qui doivent être retenues ; 6° aux impressions reçues par les sens.

CHAPITRE I.

—

DES CHOSES ENVIRONNANTES.

Qu'entend-on par choses environnantes en hygiène? On désigne ainsi l'air atmosphérique dans lequel nous sommes plongés, qui nous presse, nous environne de toute part et nous accompagne quels que soient les déplacements que nous tentions d'effectuer.

§ I.

L'air atmosphérique est un corps pondérable, gazeux, compressible, élastique. Quoiqu'il paraisse insaisissable à l'œil, lorsqu'il se présente à nous en couches minces, c'est lui dont les masses profondes revêtent d'une belle coûleur bleue les montagnes placées au loin à l'horizon. On lui attribue encore la belle couleur azurée d'un ciel serein.

a. Il peut être facilement recueilli. Les chimistes qui l'ont soumis à l'analyse, comme les autres corps de la nature, en ont séparé les éléments. Dans son plus grand état de pureté, il forme un mélange de 0,21 de gaz oxygène, de 0,79 de gaz azote[1]; de vapeurs d'eau et de traces d'acide carbonique : c'est-à-dire que 100 parties d'air contiennent 21 parties de gaz oxygène, 79 de gaz azote et des traces d'autres corps.

b. La pesanteur est une propriété commune à l'air comme à tous les corps; on la constate surtout au moyen du baromètre.

c. L'air, dans notre climat tempéré, est soumis aux variations du froid et de la chaleur; et l'on peut mesurer ces modifications de température au moyen d'un petit instrument appelé thermomètre.

d. L'air reçoit et dissout les vapeurs aqueuses qui s'élèvent continuellement, sous toutes les pressions, à toutes les températures, de la surface des eaux stagnantes et des eaux courantes qui couvrent les diverses parties du globe. On constate l'humidité de l'air au moyen d'instruments qui ont reçu le nom d'hygromètres.

c. L'air très-sec est un corps électrique. Alors il devient ce que l'on appelle en physique un corps isolant, et, par conséquent, mauvais conducteur de l'électricité; quand il est très-humide, il devient bon conducteur de l'électricité qui peut le traverser sans secousses. Lorsqu'il n'est que médiocrement humide, dans les temps d'orage, l'électricité le traverse avec fracas : les nuages déchargent sur toutes les saillies du globe, dont ils se trouvent rapprochés, le fluide électrique qu'ils avaient condensé : ils foudroient les montagnes, les édifices, les arbres, etc., etc. C'est pour cette raison qu'il est toujours imprudent de rester sous un arbre en temps d'orage.

§ II.

L'air a des usages principaux qu'il est nécessaire de connaître. Il sert à entretenir la combustion ; il est indispensensable à la respiration de tous les animaux ; il se laisse traverser par les ondulations de la lumière et il nous transmet la chaleur du soleil, rendue aux couches inférieures de l'atmosphère par la terre échauffée qui réfléchit cette même chaleur.

a. Tout le monde connaît l'action tonique de l'air et de la lumière réunis sur les corps. On met quelquefois à profit cette propriété en faveur des enfants faibles et scrofuleux, en les exposant, pour les fortifier, à l'insolation générale : c'est-à-dire, à l'action des rayons solaires sur la peau. Cette double action n'est pas toujours exempte de danger ; il faut savoir qu'une lumière vive et concentrée — comme celle que le soleil darde quelquefois entre les nuages — en frappant la peau, y produit l'érysipèle connu sous le nom de *coup de soleil*, dont les effets ne se bornent pas toujours à une inflammation locale, mais souvent se communiquent au cerveau, quand la tête est frappée. La connaissance de cette énergique propriété de la lumière solaire est utile à tous les jeunes imprudents tourmentés de la velléité de se baigner en été au milieu du jour, et qui exposent quelquefois fort longtemps la surface de leur corps ruisselante d'eau aux rayons du soleil.

b. D'autres inconvéniens sont attachés au défaut d'air libre et de lumière. Les personnes livrées à l'exercice d'une profession sédentaire s'étiolent comme les plantes enfermées dans les caves pendant l'hiver : ainsi les brodeuses, condamnées par leur travail à garder la chambre pendant toute l'année, sont sujettes à la débilité générale, à des maux de tête, aux *pâles couleurs;* les tisserands, les cordonniers et les tailleurs ont ordinairement le teint blême, les chairs molles et blafardes. Tout le monde connaît la pâleur particulière des malheureux soumis à une longue détention. La prudence conseille donc aux personnes condamnées, par leur état, à être enfermées, de sacrifier une heure ou deux à un exercice en plein air.

c. L'air froid signale son action fâcheuse sur l'homme, de différentes manières. Cette action quelque peu prolongée tue les enfants, avant la seconde dentition. Ce n'est qu'après l'âge de 7 ans que l'on peut utilement s'habituer à supporter le froid qui alors, dans de certaines limites, peut être considéré comme tonique. Il faut donc s'accoutumer de bonne heure et avec prudence aux impressions de l'air froid ; éviter avec soin la chaleur d'appartements trop fortement chauffés, pendant l'hiver, et par conséquent la brusque transition d'une température élevée à une température basse. On doit à ces sortes d'alternatives de chaud et de froid, des rhumes de cerveau (coriza), des rhumes de poitrine (bronchite), des fluxions de poitrine (pneumonie aiguë), des pleurésies, etc. Ce que l'on appelle *engelures* est le résultat de l'action du froid sur la peau, surtout chez les sujets débilités, lymphatiques, scrofuleux. Toutes les personnes obligées, par état, à plonger fréquemment leurs mains à l'eau, telles que lavandières, cuisinières, élèves en pharmacie, garçons épiciers, sont sujettes aux engelures de ces organes de préhension.

L'air froid peut étendre son agression jusqu'à nos viscères, et arrêter la digestion, quand il surprend l'estomac occupé à cette importante fonction. Les applications chaudes, on le comprend, sont le meilleur remède à opposer à cet accident.

d. Les courants d'air, quelle que soit d'ailleurs la température de ce fluide, ont le funeste privilége de provoquer des maux d'yeux, des maux de dents, des fluxions, des inflammations de la gorge, des rhumatismes de toute espèce, etc. : cela d'autant plus facilement que la peau est plus chaude ou couverte de sueur. Il est donc prudent de ne jamais stationner dans un corridor, entre deux portes ouvertes, dans un appartement entre deux croisées opposées, enfin entre deux ouvertures béantes qui permettent à l'air de s'écouler avec une grande rapidité, en frappant directement nos organes.

e. Il ne faut pas chercher ailleurs que dans l'humidité de l'air, la cause de ces constitutions médicales qui produisent toutes les inflammations catarrhales telles que les coriza, les grippes, les angines ; les rhumatismes proviennent de la même source. L'influence épidémique qui donne naissance au croup se manifeste presque toujours durant les temps humides et froids.

Il est impossible aux gens faibles et délicats de lutter avec avantage contre le froid humide, sans se couvrir de laine.

Dans les régions marécageuses, où l'air constamment humide est secondé par la misère et un dur travail, il contribue, outre ce qui sera dit plus bas, à produire le goitre, le crétinisme et les scrofules. Que de motifs pour s'appliquer au desséchement des marais !

f. L'empire de l'air chaud sur l'économie animale n'est pas moins manifeste. En effet, l'action de la chaleur progressive sur l'homme a pour conséquence de le jeter dans une prostration physique et morale qui va toujours croissant. La respiration et le mouvement du sang augmentent de vitesse, la transpiration devient excessive et la soif intolérable. Dès que la chaleur atteint 25°+0, on est exposé aux fluxions vers la peau, vers la tête et vers les viscères abdominaux. La plus grande chaleur du globe n'excède pas 43°+0.

Il est possible jusqu'à un certain point de parer aux inconvénients de la chaleur. On tempère la soif au moyen de limonade citrique, de vinaigre, de vin ou d'eau-de-vie étendus d'eau; les arrosements fréquents modifient notablement la température ambiante quand l'air est trop chaud ou trop sec. Il est donc utile d'arroser les appartements et les rues durant les grandes chaleurs de l'été.

§. III.

L'air atmosphérique ne conserve pas invariablement les proportions de gaz qui lui ont été assignées plus haut. La composition en peut être modifiée : 1° par la respiration des plantes qui versent pendant le jour une grande quantité d'oxygène, et pendant la nuit de l'acide carbonique (sorte d'air non respirable) ; 2° dans un appartement fermé, par des fleurs odorantes, par le défaut de ventilation, par la respiration d'un grand nombre de personnes qui, absorbant tout l'oxygène de l'air difficilement renouvelé, ne rejettent que de l'acide carbonique ; 3° par la combustion du charbon, dans une chambre close où il se forme du gaz acide carbonique aux dépens de l'oxygène de l'air ; 4° par la fermentation de fruits, de légumes, du raisin dans les cuves où on prépare le vin, laquelle produit un dégagement considérable d'acide carbonique.

Dans ces circonstances l'air devient impropre à la combustion et à la respiration. En effet, à mesure que l'oxygène de l'air fait place à des quantités égales de gaz acide carbonique (gaz excessivement délétère), la lumière des corps enflammés, d'une bougie, par exemple, que l'on y plonge diminue d'intensité et s'éteint ; et, sous l'influence de la même cause, la respiration s'embarrasse, la tête s'allourdit, les défaillances , les vomissements arrivent, puis enfin l'asphyxie termine la scène.

Les conséquences pratiques qui ressortent de ces données sont les suivantes :

1° Il faut bannir des appartements les fleurs odorantes ; éviter de séjourner longtemps et de s'endormir, pendant la nuit, au milieu de plantes abondamment pourvues de feuilles et de fleurs odorantes, sous lesquelles l'air n'est point facilement renouvelé.

2° Toutes les personnes, que leur état oblige à se servir de charbon, se rappelleront que leurs réchauds doivent être placés en dehors des appartements et à un courant d'air, si elles ne veulent infailliblement s'exposer à une asphyxie.

3° On n'entrera jamais qu'avec des précautions extrêmes dans une cave, dans un cellier, où se trouvent des raisins en fermentation ; toujours on se fera précéder d'une bougie allumée : à l'intensité plus ou moins grande de la flamme, on jugera des quantités d'acide carbonique que l'on aura à redouter ; quand la lumière s'éteint, l'asphyxie peut-être instantanée. Pour rencontrer toujours l'acide carbonique, infiniment plus lourd que l'air, on aura soin de promener la bougie haut et bas, le plus souvent près du sol vers lequel se précipitent toutes les couches de gaz qui peuvent exister dans une cave, un cellier, un appartement fermés ; cette dernière circonstance explique l'asphyxie instantanée de personnes qui s'étaient assises dans des caves où le vin fermentait, après y avoir passé impunément un long espace de temps debout.

La réunion d'un grand nombre de personnes dans un appartement clos et relativement trop petit a les mêmes inconvénients. Aussi, partout où se trouve assemblé un grand nombre de personnes, on doit se hâter d'établir un courant d'air, même après leur sortie, lorsqu'il n'existe pas de ventilateur : l'air ainsi condensé ne se renouvelle pas facilement. Dans les veillées d'hiver, à la campagne, où des femmes se réunissent en grand nombre, pour travailler, on a le double inconvénient de la viciation de l'air par la respiration et par l'acide carbonique dégagé de nombreuses chaufferettes.

§. IV.

D'autres éléments peuvent encore vicier l'air atmosphérique. Les marais, les égoûts, les eaux ménagères, les fosses d'aisance, les débris de végétaux et d'animaux en putréfaction modifient l'air de la manière la plus funeste par leurs émanations délétères.

a. Dans beaucoup de départements, on trouve des marais, des tourbières, de nombreux étangs; quelques rivières et ruisseaux dont le lit est creusé la plupart du temps dans l'épaisseur de marnes irisées imperméables ; ils offrent souvent à l'évaporation de larges surfaces vaseuses où sont enfouis et où se décomposent des débris végétaux et animaux. Sous l'influence des douces températures du printemps, de l'automne et des vives chaleurs de l'été, il s'exhale de ces surfaces des effluves meurtriers, dont l'influence n'est pas également redoutable à toutes les heures de la journée.

Pendant la vive chaleur du jour, les effluves

peuvent s'élever fort haut et se disséminer dans l'atmosphère, de manière à se présenter en quantité infiniment minime dans un grand volume d'air respirable; mais il n'en est plus ainsi, dès que le soleil descend à l'horizon : peu à peu l'atmosphère se refroidit, les vapeurs qui y sont disséminées se condensent, se réunissent, souvent très-près de la terre, en une sorte de brouillard, et les effluves, ainsi rapprochés, peuvent donner lieu à des fièvres intermittentes, à des fièvres de mauvais caractère, suivant les saisons et l'état actuel de la température. Les effluves marécageux produisent quelquefois, dans les saisons brûlantes, la pustule maligne et le charbon, surtout après les inondations.

On se préserve, jusqu'à un certain point, des atteintes de ces dangereux effluves :

1° En s'éloignant autant qu'on le peut des localités d'où ils émanent, dès que le soleil descend au-dessous de l'horizon; en n'y séjournant que très-peu de temps et au-dessus du vent, si l'on y est appelé pour quelque affaire ou quelque travail indispensable;

2° En se couvrant de vêtements chauds ; en faisant usage de toniques légers (vin, eau-de-vie étendus d'eau), et en se débarrassant promptement des vêtements imprégnés de vase et dont on s'est servi pour travailler au curage des mares, des fossés, des rivières : curage que l'on ne doit tenter d'ailleurs que dans le cours des saisons froides.

b. Les égoûts, les eaux ménagères croupies et les fosses d'aisance exposent à deux sortes de dangers : premièrement les émanations incessantes des égoûts qui reçoivent les immondices où entrent pour une forte partie les eaux ménagères de toute une ville, déterminent fréquemment des maladies éruptives, des suettes miliaires, des fièvres typhoïdes ; secondement, les ouvriers chargés du curage de ces réceptacles sont exposés aux maladies éruptives, aux ophthalmies, à la dyssenterie, à l'asphyxie, à la mort subite. Les ouvriers destinés à travailler dans les égoûts et les fosses d'aisance doivent prendre, avant d'y entrer, d'extrêmes précautions, et n'y séjourner que très-peu de temps.

Il faut savoir que maintenant, outre l'aération et la ventilation, toujours nécessaires, la chimie fournit des procédés presque infaillibles pour mettre à l'abri des accidents les malheureux condamnés à de semblables travaux. Le sulfate de fer, entre autres substances, a été employé, avec succès, à la désinfection des égoûts et des fosses d'aisance.

Il n'est point hors de propos de parler ici d'une tradition des écoliers paresseux qui passent une partie des heures de classe dans les lieux d'aisance. Tandis qu'ils croient ainsi échapper à la surveillance des maîtres, au travail, et qu'ils s'abandonnent à des habitudes que la fainéantise seule conseille, que l'hygiène et la morale réprouvent également, ils compromettent leur santé de la manière la plus grave : rarement ils échappent aux maux d'yeux, aux douleurs de tête, aux maladies de poitrine et de l'estomac. La laideur et la mauvaise santé sont le châtiment infaillible de leur déplorable conduite.

c. L'air peut encore être vicié par des débris

de végétaux en putréfaction. Trop souvent les jardiniers et les cultivateurs entassent, dans les environs de leurs habitations, des débris de légumes et de végétaux de toute espèce qui, mélangés aux immondices des étables, sont abandonnés, sous le nom de fumiers, à l'empire des lois physiques ; la décomposition a lieu sous l'influence de l'électricité, de l'air et de la chaleur ; des miasmes pestilentiels s'en échappent et infectent les habitations voisines.

Pour amoindrir le danger de ces sortes d'amas, il suffirait de prendre la précaution de les couvrir de paille sèche, d'une petite quantité de chaux et de boue de route, ce qui d'ailleurs constituerait un précieux engrais.

d. L'infection de l'air peut encore venir d'animaux morts que l'on abandonne et qu'on laisse pourrir dans les champs, sur la voie publique, aux environs des habitations. Les corpuscules empoisonnés qui s'échappent de ces cadavres, pendant l'été, causent, par absorption ou par contact, le charbon, les fièvres malignes et la dyssenterie. On ne saurait donc trop se hâter d'enfouir profondément dans la terre ces dangereux débris. Les mêmes données peuvent s'appliquer aux abattoirs et aux fabriques de gélatine.

§. V.

Dans certaines usines, où l'on fabrique des produits chimiques, l'air peut-être chargé de gaz et de vapeurs tout à la fois vénéneuses et impropres à la respiration.

Ainsi, des ouvriers étant entrés, sans précaution, dans une chambre en plomb qui servait à fabriquer de l'acide sulfurique, sont tombés empoisonnés et asphyxiés par le gaz nitreux. Ce malheur eût pu être évité, sans aucun doute, par l'établissement préalable d'un courant d'air dans l'appareil.

L'air chargé d'acide sulfureux, d'acide chlorhydrique provoque la toux, irrite et enflamme les yeux : ce dernier a encore le fâcheux privilége de ramollir les dents. Le chlore en vapeurs détermine une constriction dans le larynx et dans la poitrine qui peut aller jusqu'à l'asphyxie :

dans tous les cas, il provoque le vomissement. Les ouvriers qui travaillent dans les ateliers où on prépare l'acide sulfurique, l'acide chlorhydrique et le chlorure de chaux, luttent, jusqu'à un certain point, contre les gaz qui y sont suspendus en se couvrant la bouche et le nez d'un large bourdonnet d'étoupes : beaucoup font cesser les accidents de constriction des voies respiratoires ainsi que les soulèvements d'estomac, en avalant à longs traits un verre de vin. L'eau-de-vie, qui produit le même effet, n'est pas sans action fâcheuse sur l'estomac.

Dans ces derniers temps, l'hygiène a constaté, en observant ce qui se passe dans les fabriques d'allumettes chimiques, outre l'action locale irritante sur les yeux et les organes de la respiration, une action secondaire du phosphore qui *nécrose* les os de la mâchoire : c'est-à-dire qu'il gangrène, qu'il fait mourir ces os. De larges bourdonnets d'étoupes chargés d'eau de chaux, et placés sur le nez et la bouche des ouvriers, diminueraient les mauvaises chances que ceux-ci ont à courir dans leur travail.

§. VI.

Des poussières impalpables, tenues en suspension par l'air atmosphérique, ont encore leurs inconvénients.

La céruse dont se servent les peintres est la cause d'une colique particulière, la colique de plomb dont la fréquence diminue depuis que l'on substitue le blanc de zinc au carbonate de plomb (céruse); le vert de gris employé par les chapeliers et les teinturiers, les substances vénéneuses, vésicantes, irritantes, purgatives triturées par les garçons droguistes peuvent, en s'introduisant dans les yeux, dans la bouche et les conduits de la respiration, provoquer des accidents fort graves. La chaux, le plâtre, le silex, les charbons agissent à la manière des irritants sur les voies aériennes.

On sait que les meuniers et les boulangers, plongés presque constamment dans une atmosphère chargée de farine, deviennent ordinairement asthmatiques. Quant aux livreurs et aux manœuvres qui remuent fréquemment le blé, ils sont en outre sujets à des maladies éruptives causées par la poussière des céréales avariées.

Beaucoup de bronchites chroniques, que l'on a confondues quelquefois avec la phthisie pulmonaire, sont le résultat le plus ordinaire de l'action irritante des molécules de coton, de laine, de bleu de Prusse suspendues dans l'atmosphère des usines où se fabriquent ces divers produits.

Les ouvriers exposés à l'action de toutes ces poussières feraient bien d'imiter les scieurs de long qui ont coutume de se couvrir le visage de voiles de crêpe à mailles très-serrées.

§. VII.

Quelles sont les bonnes conditions hygiéniques d'une habitation ? S'il était toujours permis de la choisir, elle devrait être placée en lieu élevé, découvert, et exposée au sud-est ; reposer sur des caves voûtées, afin que les appartements du rez-de-chaussée se trouvent à l'abri de l'humidité qui pourrait s'élever du sol ; et enfin recevoir la lumière par des ouvertures largement pratiquées. Malheureusement personne ne peut avoir une habitation à son gré et suivant les lois de l'hygiène : cela est vrai, surtout pour les classes les plus déshéritées de notre état social. Tout doit donc se réduire à l'observation des préceptes suivants :

1° Veiller à la propreté des abords de nos maisons, en facilitant l'écoulement et le lavage des eaux ménagères, et en en éloignant les immondices de toute espèce ;

2° Les aérer chaque jour avec d'autant plus de soin qu'elles sont basses et humides ; ou établir des ventilateurs, en pratiquant, au niveau du sol, une ouverture qui laisserait un libre accès à l'air extérieur, et, du côté opposé, au niveau du plafond, une autre ouverture qui faciliterait la sortie de l'air vicié : ces ouvertures , pourvues de moyens obturateurs mobiles, pourraient s'ouvrir et se fermer à volonté ;

3° Les faire laver, dans les temps secs, et les blanchir à la chaux, au moins deux fois dans le cours de l'année ;

4° Y entretenir un feu doux, pendant les saisons froides et humides, au moyen d'une cheminée ou d'un poële ouvert du côté de la chambre que l'on veut chauffer : les poëles, sans ouverture dans l'appartement (comme cela se remarque trop fréquemment dans les campagnes) qu'ils sont destinés à chauffer, n'y renouvellent pas l'air.

Beaucoup de gens, à la campagne surtout, se trouvent dans la nécessité de faire la cuisine dans leur unique chambre. Rien de plus insalubre. L'air, déjà vicié par les émanations de la nuit ne se renouvelle pas ; par la cuisson de différentes substances, il se charge encore, pendant le jour, d'humidite et de corpuscules suspects. D'un autre côté, la température élevée de ces sortes de fournaises, étant fort peu en rapport avec la température basse de l'air extérieur, expose à toutes les agressions des changements brusques. Il faut bien s'astreindre ici à ouvrir ses croisées plusieurs fois dans le cours de la journée.

Il n'est pas bon de coucher dans des alcoves et dans des lits pourvus de rideaux qui se ferment hermétiquement. L'air vicié ne s'y renouvelle pas ; une gêne considérable de la respiration, et des battements de cœur sont la conséquence de ce mauvais état de l'air. Les enfants qui se tiennent habituellement sous leurs couvertures, ou la tête ensevelie dans leur oreiller, sont exposés aux mêmes accidents.

CHAPITRE II.

—

DES CHOSES QUI S'APPLIQUENT A LA SURFACE DU CORPS.

Les choses qui s'appliquent à la surface du corps et qui sont du ressort de l'hygiène, sont : les habillements, les frictions, les bains, les lotions, les cosmétiques, tout ce qui est relatif à la propreté du corps et enfin les virus.

§. I.

Un vêtement remplira toutes les conditions hygiéniques, toutes les fois qu'il sera analogue aux âges, aux saisons et ne causera aucune gène.

1. Pour être convenablement vêtu dans cha-

que saison, il faut avoir égard aux latitudes sous lesquelles on se trouve. Ainsi, dans tous les départements de l'est, où la température est extrêmement variable, où l'atmosphère est chargée de brouillard, d'humidité et de miasmes de toute espèce, il conviendrait d'avoir deux vêtements : l'un chaud, pour l'hiver, pour toutes les matinées et soirées fraiches et humides des autres saisons ; l'autre léger, pour les temps chauds et le milieu du jour en été. Il est dangereux de prendre trop tard et de quitter de trop bonne heure, les habillements d'hiver.

a. Les jeunes enfants doivent être très-chaudement vêtus, en hiver, et très-légèrement habillés en été.

b. Il convient de faire porter aux jeunes gens des étoffes légères, d'abord dans les temps chauds, puis, quand la température s'abaisse, vers la fin de l'automne par exemple, afin de les accoutumer de bonne heure et avec prudence aux vicissitudes de l'atmosphère.

Les vêtements trop chauds, dans le jeune âge, ont pour inconvénient de déterminer une trop vive chaleur à la circonférence, en appelant tous les liquides à la peau et en diminuant d'autant l'activité intérieure : c'est la cause la plus fréquente de la langueur de la croissance à cet âge et des maladies de la peau.

c. A partir de l'âge mûr, plus on sera avancé en âge, plus les vêtements devront être chauds et étoffés : ils seront de drap de laine et pourront être ouatés.

2. Il n'est pas moins important d'avoir égard à la couleur des vêtements qu'à la matière dont ils sont faits. Ainsi, les vêtements blancs ou de couleur claire absorbent très-peu de chaleur ; ils la renvoient, par conséquent ils sont frais et moins chauds que ceux de couleur noire ou foncée, qui absorbent la chaleur. Les étoffes de soie sont électriques par elles-mêmes (idio-électriques), par conséquent isolantes ; elles se mouillent vite et se sèchent avec lenteur. Les étoffes de laine retiennent le calorique, absor-

bent la sueur, sans produire la sensation de froid que déterminent les tissus bons conducteurs du calorique, tels que ceux de lin, de chanvre et de coton; mais elles jouissent du fâcheux privilége de s'imprégner facilement de miasmes putrides et contagieux.

Il est nécessaire de changer, au moins deux fois par semaine, les caleçons et les chemises de chanvre, de lin, de coton, que l'on est dans l'habitude de porter immédiatement sur la peau. Le linge de corps, quand il est sale, appelle la vermine et peut causer des maladies de la peau de toute espèce.

Les personnes faibles, délicates, surtout si elles s'enrhument facilement, feront bien de porter des gilets de finette de santé immédiatement sur la peau, et d'en changer au moins une fois par semaine : Les étoffes de laine se graissent et se salissent promptement sur la peau.

3. L'action des vêtements mouillés sur le corps est d'autant plus marquée, et a des conséquences d'autant plus graves que la surface

mouillée est plus étendue, et que la température du corps est plus élevée. Ainsi, lorsqu'on laisse sécher sur le corps des vêtements imprégnés d'eau ou de sueur, la sensation de froid qui se produit supprime brusquement la transpiration, refoule tous les liquides vitaux à l'intérieur : de là naissent des affections rhumatismales, des rhumatismes articulaires aigus, des sciatiques, des rhumes (coriza, bronchite), des fluxions de poitrine (pneumonie aiguë), des pleurésies, des fièvres de toute espèce. Il faut donc, aussitôt qu'on le peut, dépouiller les vêtements humides et froids pour les remplacer immédiatement par des habillements chauds et secs.

Il n'est pas moins imprudent de se coucher sur le gazon ou sur la terre humide : l'action de l'humidité, ainsi communiquée au corps humain, est absolument la même que celle des vêtements mouillés.

4. On ne saurait trop blâmer la mauvaise habitude contractée dans certaines localités de trop couvrir la tête des jeunes enfants ; cette

coutume amène ordinairement une congestion du cuir chevelu qui se traduit toujours au dehors par l'éruption de croûtes muqueuses et deux variétés de teigne fort communes en Lorraine. Ce qu'il y a de plus déplorable, c'est que ces affections contagieuses se propagent avec la plus grande facilité ou par contact ou par le changement de coiffure : jeu dont les enfants sont loin de soupçonner le danger, et auquel il faut sévèrement leur défendre de se livrer.

A cette demande : quelle coiffure faut-il choisir de préférence? L'hygiène répond : le mieux serait de marcher nu-tête et de ne se couvrir d'une coiffure (en paille) blanche, légère, de haute forme et à larges bords que dans les grandes chaleurs de l'été où l'on peut redouter les dangers d'une violente insolation. Pour la nuit on se servira d'un serre-tête en toile fine, attaché sous le menton au moyen d'un cordon. En hiver, dans les grands froids seulement, on pourrait se couvrir la tête d'une casquette en tissu léger et perméable à l'air, comme les tissus de crin. Le classique bonnet de coton est encore la meilleure coiffure des vieillards pour la nuit.

5. La constriction exercée sur les oreilles, par certaines coiffures, détermine des durillons fort douloureux ; les cols de chemise, les cravattes, les colliers, les rubans, trop serrés autour du cou, provoquent de dangereuses congestions cérébrales, en mettant obstacle au retour du sang vers le cœur ; les manches de chemises qui étreignent les poignets, les jarretières qui gênent la circulation du sang dans les jambes, ont l'inconvénient de gonfler les vaisseaux, de faire naître des varices et un empâtement œdémateux qui ne sont pas toujours sans danger.

Il est bon de porter des bretelles. Ces sortes de moyen de suspension soutiennent, sans gêne, sans pression aucune, le pantalon dont ils permettent de maintenir la ceinture aussi lâche qu'on le veut. On peut éviter ainsi les engorgements du ventre, les inflammations chroniques de l'estomac et des petits intestins, les gastralgies, les entéralgies et enfin les hernies, si communes dans la partie de la Lorraine-Allemande, où les culottes et les pantalons ne sont maintenus sur les hanches qu'au moyen de ceintures extrêmement serrées.

Les ceinturons en cuir et les uniformes étroits, dans lesquels on emprisonne la taille des écoliers, méritent le reproche adressé à l'usage routinier des culottes sans bretelles.

Certes, les corsets dans lesquels on étouffe les jeunes filles, sous le vain prétexte de donner à leur taille une élégance que la tyrannie de la mode seule peut apprécier, méritent bien la réprobation dont ils sont frappés par les médecins. Au lieu de faire des tailles fines, on ne fait que des bossues, des rachitiques et des poitrinaires (phthisiques). Le corset comprime la poitrine de manière à la gêner dans le sens de son expansion, de sa dilatation qui ne peut avoir lieu qu'en bas et à la base. Du jeu du thorax, ainsi faussé, naît l'embarras de la respiration et de la circulation : cause nécessaire de la toux, des crachements de sang et des maladies du cœur. Les effets de la constriction exercée par le corset ne se bornent pas seulement au thorax, ils s'étendent jusqu'à l'estomac et aux intestins dont les mouvements fonctionnels se trouvent entravés : de là les cardialgies, les gastralgies, les névralgies abdominales chez les jeunes filles.

La pression des corsets sur la poitrine concourt, dans le jeune âge, à la déviation de la colonne vertébrale, à la production du rachitisme, et elle provoque, en dernier lieu, les saillies auxquelles on a donné le nom de *bosses*.

6. Les meilleures chaussures sont celles qui, embrassant exactement le pied, ne sont ni trop larges ni trop étroites : les deux extrêmes ont l'inconvénient de faire naître des durillons, des ampoules, des cors, tout en rendant la marche difficile et disgracieuse ; les chaussures pointues inclinent le gros orteil en dehors sur les autres doigts, et, par cette déviation, font saillir douloureusement la tête du premier os métatarsien : cette saillie douloureuse, qui est fort souvent un obstacle à la progression, est connue sous le nom d'*oignons*.

On devrait choisir, pour confectionner les chaussures, des matières constamment souples et toujours imperméables ; cette double condition est malheureusement fort difficile à rencontrer. Dans les temps de neige et pendant les saisons pluvieuses, l'humidité froide pénètre facilement les chaussures en étoffes et en cuir ; et l'on sait déjà ce que peut produire l'impression du froid et de l'humidité, suivant l'état présent du corps. Il faut ajouter ici que le refroidissement des pieds a une influence toute particulière sur le pharynx, les amygdales et les bronches (d'où naissent les esquinancies et les rhumes).

Pour remédier à la perméabilité de la chaussure, un médecin anglais a conseillé de frotter avec une brosse molle, imbibée du mélange suivant les souliers, les bottes en cuir et de les laisser sécher au soleil ou à quelque distance du feu : prenez une pinte d'huile siccative, deux onces de cire jaune, deux onces d'essence de térébenthine et une demi-once de poix de Bourgogne que vous mélangerez sur un feu doux. On propose ici ce moyen, déjà vieux, parce qu'il est à la portée de toutes les bourses et peut être facilement mis en usage.

Les sabots en bois légers, les doubles souliers en cuir et en caoutchouc sont fort souvent et efficacement employés à protéger les pieds contre le froid et l'humidité; mais tous ces compléments de la chaussure ne sont pas également irréprochables. On n'a jusqu'à présent aucune plainte à faire des doubles souliers en cuir ; les doubles souliers en caoutchouc se durcissent par le froid, gênent alors la circulation du pied qu'ils étreignent trop fortement et appellent sans cesse aux extrémités une transpiration qui n'est pas toujours salutaire. Quant aux sabots, ils ont l'inconvénient d'être inflexibles, de déformer le pied en en aplatissant la voûte, de donner à l'attitude et à la démarche toutes les poses et les allures disgrâcieuses reprochées autrefois aux hauts talons : on peut encore les accuser d'exposer aux entorses, aux luxations du pied, aux fractures du péroné (os long et grêle placé au côté externe de la jambe).

§ II.

Après les habillements, viennent les frictions hygiéniques qui consistent à se frotter ou à se faire frotter, à sec, tout le corps ou quelque partie seulement, avec la main, une flanelle ou une brosse. Elles fortifient les enfants faibles dont la circulation est languissante, elles font cesser la raideur et diminuent promptement les courbatures occasionnées par la fatigue; elles sont enfin avantageusement employées dans l'asphyxie, quelle qu'en soit la cause. Il faut néanmoins en soumettre l'usage à des précautions particulières : ainsi elles ne seront employées que deux heures au moins après le repas : l'afflux des liquides qu'elles appellent à la circonférence du corps troublerait les fonctions de l'estomac en travail; prolongées ou pratiquées en exerçant une trop forte pression, les frictions enflamment, excorient la peau, causent des érysipèles et de la fièvre.

Les frictions médicamenteuses n'appartiennent plus à l'hygiène proprement dite.

§ III.

On entend par bain l'immersion du corps ou d'une partie du corps dans l'eau liquide ou en vapeur.

On distingue plusieurs sortes de bains par rapport à leur température, laquelle est relative à l'effet que l'on veut en obtenir.

Il y a donc quatre sortes de bains : les bains chauds, les bains tièdes ou tempérés, les bains frais et les bains froids.

a. Le bain très-chaud, de 36° à 45° + 0 centigrade, n'est jamais employé comme moyen hygiénique ; il peut déterminer des faiblesses (lipothymies), des congestions et des apoplexies cérébrales, pulmonaires, hépatiques, si pendant toute sa durée l'on n'a recours à des lotions d'eau froide sur le visage, et à d'autres moyens réfrigérants.

Le bain très-chaud, d'abord tonique, finit par produire un effet relâchant et débilitant.

Pris de 32° à 35° + 0 le bain, toujours chaud, est essentiellement relâchant, affaiblissant. A cette température, le visage est encore couvert de sueur pendant toute la durée du bain, et les congestions sont encore à redouter pour certaines constitutions.

b. Le bain est dit tempéré entre 25° et 30° + 0 centigrade. C'est le bain hygiénique par excellence : il procure une sensation agréable ;

il nettoie la surface du corps des immondices qu'y laissent la transpiration et la sueur ; il repose les membres fatigués et produit un sentiment de fraicheur sans affaiblir.

c. Dans le cours de la belle saison, les jeunes gens usent et abusent ordinairement du bain frais dont la température varie entre 19° et 25° + 0 centigrade. Ils y prennent l'exercice salutaire de la natation, exercice qui s'oppose au ralentissement de la circulation, de la respiration, à l'abaissement de la chaleur du corps que détermineraient infailliblement l'immobilité, d'une part, et la basse température de l'eau d'autre part.

L'utilité du bain frais est incontestable. Il est à la fois rafraichissant et tonique. En appelant à la peau une réaction modérée, il favorise une égale répartition des forces dans les organes intérieurs; il fortifie les constitutions faibles, molles, délicates en détruisant une foule de prédispositions; enfin, il procure la guérison de certaines maladies chroniques.

On abuse des bains frais, quand on en prend

plus de trois par semaine en été; et l'indiscrétion des jeunes gens les pousse le plus souvent jusqu'à en prendre deux par jour ! Un tel abus a, pour conséquence, la faiblesse générale, de graves congestions des organes internes, des maladies de la peau.

Il faut savoir que l'on ne peut pas toujours prendre des bains frais : jamais il n'y faut entrer quand la peau est couverte de sueur, encore moins quand elle est atteinte de quelque maladie aiguë ou chronique.

d. Le bain froid n'est pas un bain hygiénique. On l'a conseillé aux personnes douées d'une grand irritabilité nerveuse; et, dans ces derniers temps, on en a fait un abus déplorable, en le transformant en une panacée universelle. Les pêcheurs qui ont constamment les jambes à l'eau très-froide sont sujets aux rhumatismes, aux paralysies, aux ulcères variqueux.

L'usage des bains en général est soumis à des contre indications qu'il faut respecter sous peine des accidents les plus graves. Ainsi la prudence commande de ne jamais se mettre à l'eau avant que la digestion ne soit entièrement accomplie, si l'on ne veut s'exposer à toutes les chances fâcheuses d'une indigestion, d'une faiblesse (lipothymie), d'une apoplexie : c'est sous l'influence de pareils accidents que l'on voit périr les meilleurs nageurs. Si quelques personnes ont été forcées de recourir à l'usage des bains chauds dans le but de favoriser leur digestion, ce n'est que par une exception extrêmement rare.

e. Sous le nom de bain partiel, on désigne l'immersion des mains, des pieds, d'une partie du tronc dans l'eau élevée à différentes températures. Le bain de pieds seul est employé comme moyen hygiénique, dans un but de propreté.

§ IV.

Une lotion, hygiéniquement parlant, est l'action de laver une partie du corps que l'on veut maintenir dans un état de propreté et de souplesse utile à l'entretien de la santé.

Il est indispensable de laver tous les jours les parties les plus exposées à l'action des agents extérieurs : la tête, la figure, les mains, qui reçoivent la poussière, la pluie, la fumée, etc., etc.; il est encore nécessaire de soumettre à cette précaution hygiénique toutes les parties où se fait une transpiration abondante et capable d'affecter l'odorat, telles que les aisselles, les aines et les pieds.

Toute personne qui n'a point contracté l'habitude régulière de se laver est repoussante par sa sâleté et par la mauvaise odeur qu'elle exhale; ensuite elle s'expose à devenir hideuse et à charge à la société par les maladies de la peau et la vermine dont elle finit par être couverte.

Il est une remarque à faire ici à propos des pieds. Les personnes qui suent constamment à cette partie du corps et dont l'épiderme toujours humecté laisse en se dissolvant, la peau à nu et excoriée, feront bien de ne se laver les pieds que de loin en loin avec de l'eau animée d'un peu d'eau-de-vie, et de changer de bas tous les jours.

L'abus des lotions à aussi ses inconvénients.

Pour beaucoup de personnes, le lavage des mains passe à l'état de monomanie ; elles ne sauraient faire un mouvement sans passer leurs mains à l'eau. Un pareil abus fait perdre à la peau sa fraîcheur, sa souplesse, sa douceur, son onctuosité ; l'épiderme rugueux prend une couleur terreuse et s'exfolie constamment ; le derme se fendille, saigne au moindre mouvement à travers des crevasses enflammées et suppurantes. Pour remédier à ces divers accidents, il convient d'abord de diminuer le nombre des lotions et d'enduire chaque soir la peau, d'un corps gras et onctueux.

§ V.

Est-il bon de faire usage de cosmétique, se demande-t-on souvent ? Les saines prescriptions de l'hygiène ne recommandent pas d'autres cosmétiques que l'eau et le savon : ces deux substances répondent à toutes les exigences de la plus exquise propreté. Un mélange de deux tiers de charbon finement pulvérisé et d'un tiers de poudre de quinquina suffit à l'entretien de la bouche et des dents. Ainsi les boîtes, les flacons, les petits pots, les paquets, plus ou moins bizarres, luxueusement étalés dans les boutiques des parfumeurs ne sont qu'un moyen ingénieux d'exploiter la crédulité publique.

Les cheveux, qui sont le plus bel ornement de la femme et que les parfumeurs poursuivent de leurs produits sophistiqués, exigent une attention particulière ; ils doivent être peignés souvent et avec des précautions infinies afin de ne point les casser ou les arracher, et de ne point irriter le cuir chevelu avec les dents du peigne. La plupart des femmes, dans les villes surtout, perdent leurs cheveux de très-bonne heure. Ce désagrément, contre lequel les cosmétiques les plus vantés ne peuvent rien, tient aux seules exigences de la mode. Les femmes voyent tomber leurs cheveux, sans cause apparente, pour avoir contracté l'habitude de les tirer fortement en arrière et de les étreindre à la partie postérieure de la tête, afin de les tendre, de les lisser, de mieux former leurs tresses ou tout autre genre d'ornement. La permanence de cette tension, nuit et jour, enflamme les bulbes des cheveux, les détruit et tarit pour toujours la source de cette production épidermique.

La propreté exige et la santé commande de tenir courts les cheveux des jeunes enfants. Quand on fatigue la sécrétion des bulbes par la longueur des cheveux, on s'expose à débiliter les enfants. La vermine se cache facilement dans les cheveux longs, qui d'ailleurs ont le désagrément d'appeler un afflux d'humeurs muqueuses vers le cuir chevelu et d'y faire naitre des efflorescences et des croutes de nature fort souvent suspecte.

Il faut astreindre les enfants à se laver la tête chaque jour ; à la brosser, la peigner avec précaution, afin d'enlever la crasse qui salit les cheveux et la peau, sans irriter cette dernière.

Il est nécessaire de raser fréquemment la barbe, quand on a pris l'habitude de la couper, et de la laver plus fréquemment encore, si on la porte longue, sous peine d'y éprouver des démangeaisons, d'y voir naitre des tâches dartreuses fort rebelles et de la voir envahir par la vermine.

Les jeunes gens, pressés de vieillir, se hâtent de raser le léger duvet qui orne leur visage ; ils perdent ainsi l'intéressante fraîcheur qui fait le caractère de l'adolescence.

Les ongles, autre production épidermique, méritent aussi une attention particulière. Il faut les couper toutes les fois qu'ils dépassent le bout des doigts, et enlever chaque jour, avec le plus grand soin, au moyen d'un instrument mousse, la crasse qui s'accumule sans cesse dans la rainure formée par l'extrémité libre de l'ongle et celle du doigt. Beaucoup d'enfants contractent l'habitude de ronger leurs ongles ; cette coutume dégoûtante, qui devient souvent une habitude fort impérieuse, en déformant le bout du doigt, diminue la délicatesse du toucher, la sûreté, l'adresse de la main : elle expose d'ailleurs à des panaris douloureux.

Il est nécessaire de tailler carrément les ongles des pieds et de les tenir toujours au niveau de l'extrémité des orteils. Toutes les fois que l'on coupe cette production épidermique trop courte et en demi-cercle, au gros orteil surtout, on s'expose à la voir se recouvrir latéralement de chairs : cet accident cause des douleurs intolérables qui gênent la marche, détermine des inflammations dangereuses accompagnées de suppuration fétide et exige quelquefois une opération sanglante, douloureuse, l'arrachement de l'ongle *incarné*.

§ VI.

Il est essentiel de savoir que plusieurs maladies virulentes peuvent se communiquer des animaux à l'homme, ce sont :

1° La *rage* qui peut suivre la morsure des chiens et des chats que les enfants ont l'habitude de caresser et d'irriter tour à tour;

2° Une maladie septique qu'occasionne la morsure de la *vipère,* petit serpent assez commun dans les parties montagneuses du département;

3° Enfin la *morve* et les *dartres* qui se transmettent avec la plus grande facilité du cheval et de la race bovine à l'homme.

Voici la seule ressource qui reste au sujet mordu par un chien enragé ou par une vipère. Le virus rabique et le virus de la vipère n'étant pas absorbés par les membranes buccales et n'ayant aucune action sur elles lorsqu'elles sont intactes, on peut, en toute sécurité, recourir à la succion de la plaie, si l'on n'a point d'écorchure aux lèvres ; puis se hâter d'établir une ligature au moyen d'une bretelle, d'une jarretière, du premier cordon venu ; enfin, cautériser la plaie par le fer rougi au feu ou par le beurre d'antimoine. Ce qui reste à faire ensuite est du ressort des hommes de l'art. Ces derniers doivent être appelés sans délai dans les cas de morve ou de dartres communiquées par les animaux domestiques.

CHAPITRE III.

DES CHOSES INTRODUITES PAR LES VOIES ALIMENTAIRES.

Les choses introduites par les voies alimentaires dont s'occupe l'hygiène sont : les aliments, les assaisonnements, les boissons.

§ I.

Tout ce qui peut s'assimiler à nos organes et se convertir en notre propre substance est un aliment.

On divise les aliments en deux classes : la première comprend toutes les substances végétales, la seconde toutes les substances animales dont l'homme est appelé à se nourrir.

a. Le régime végétal (ou alimentation par

les végétaux en général) soutient peu ; et, attendu qu'il contient sous un très-grand volume une très-petite quantité de matière alimentaire, il répare médiocrement l'économie qui se débilite par des pertes incessantes ; il fatigue le tube digestif par les résidus considérables qu'il y laisse; enfin il affaiblit et énerve. C'est, avec la misère, la malpropreté, les habitations insalubres, un des agents les plus actifs de la production des scrophules (humeurs froides), du goître et du crétinisme. Néanmoins l'usage en peut être utile aux gens sanguins et pléthoriques.

b. Le régime animal (ou alimentation par les viandes) augmente considérablement la quantité du sang, soulève les forces outre mesure et dispose aux maladies inflammatoires. Par opposition au régime végétal, il peut être avantageusement mis en usage par les sujets lymphatiques, affaiblis, énervés.

Choisir entre ces deux modes d'alimentation ne serait pas chose facile, si la nature qui a pourvu l'espèce humaine de dents canines, incisives et molaires ne semblait indiquer par là qu'il faut s'accoutumer à faire un mélange discret des substances alimentaires mises par elle à notre portée. Cela est si vrai qu'elle a sanctionné d'une pénalité sévère chacune des lois que l'on serait tenté de violer.

La substance alimentaire que l'on digère le mieux est celle que l'on prend avec plus de plaisir ; de même aussi la plus indigeste est celle que l'on mange avec répugnance.

Les heures de repas ont aussi leur importance. Dans chaque ménage bien réglé, on a l'habitude de partager la journée en quatre parties égales, marquées par deux petits (déjeuner, goûter) et deux grands (dîner, souper) repas. Il est bon de suivre cette coutume. Les fonctions de l'estomac étant essentiellement intermittentes, cet organe contracte à tel point les habitudes qu'on lui fait prendre, qu'il est dangereux de l'en faire sortir. Il faut donc, autant qu'on le peut, mettre toujours ses repas aux mêmes heures, en se rappelant surtout que deux heures au moins sont nécessaires pour obtenir une digestion parfaite.

La quantité d'aliments que l'on doit ingérer à chaque repas peut changer, suivant les individus dont les besoins varient avec l'exercice, le genre de travail et les pertes auxquels ils ont pu être soumis; elle dépend encore de la qualité des aliments. En général, il faut satisfaire son appétit, sans aller jusqu'à la satiété conseillée par la gourmandise ou la gloutonnerie.

La gourmandise et la gloutonnerie satisfaites sont presque toujours suivies de graves indigestions. Si l'estomac s'accoutumait à supporter ces sortes d'excès on verrait bientôt survenir les inflammations, les douleurs nerveuses de cet organe. La maigreur habituelle, les scrofules et les affections vermineuses sont les maladies communes aux enfants gourmands et gloutons, et surtout à ceux qui mangent à toutes les heures de la journée.

§ II.

La science a encore soumis les substances alimentaires à une autre division; elle les a réparties en quatre classes, savoir :

1° Aliments où la fécule prédomine;

2° Aliments qui ont la fibrine pour base;

3° Aliments qui ont pour base une matière caséeuse et albumineuse;

4° Aliments qui ont pour base une substance mucilagineuse, gommeuse, tantôt seule, tantôt unie à du sucre ou à un acide.

1°

La fécule ou amidon, qui sert à distinguer les aliments rangés dans la première classe, est une substance nutritive très-abondamment répandue dans le règne végétal, sous forme de particules plus ou moins arrondies, isolées ou peu adhérentes entre elles, peu ou point solubles dans l'eau, sans saveur marquée, de couleur blanche ou verte.

D'autres éléments ont encore été signalés dans la composition des plantes alimentaires et ont servi de base à sept divisions.

I. *a.* On range dans la première section les plantes qui contiennent de la fécule unie à des substances vénéneuses. Le pied de veau, jolie plante, commune dans nos haies et que les botanistes appellent *Arum maculatum,* est de ce nombre. Il est nécessaire que les enfants connaissent les principes constituants de cette plante avec la spathe de laquelle ils jouent au printemps. La châtaigne d'eau, *Trapa natans,* infiniment moins dangereuse, appartient à cette section.

b. Les plantes féculentes de la seconde section sont : le riz, l'orge, le millet, le maïs dans lesquels la fécule est absolument pure.

c. Les haricots blancs, les pois, l'avoine, le sarazin qui contiennent de la matière sucrée unie à la fécule, appartiennent à la troisième section.

d. La quatrième section renferme les aliments où la fécule est unie à des parties extractives et colorantes qui facilitent la digestion. Là se trouvent les haricots rouges, les lentilles, les fèves de marais, etc., etc.

e. Il faut ranger dans la cinquième section les substances alimentaires où la fécule est unie à une huile grasse et à un mucilage doux. Ce sont particulièrement les semences dites émulsives, telles que les noisettes, les faînes, les amandes, le cacao, etc., etc. Les semences de cette section sont d'une digestion moins faciles que les éléments précédents à raison de leur densité et de l'huile qu'elles contiennent. Il existe, dans les amandes amères, un principe aromatique d'où l'on retire l'acide prussique, l'un des plus violents poisons du règne végétal.

f. Les plantes farineuses, où la fécule se trouve unie à un mucilage visqueux, composent la sixième section. La pomme de terre appartient à cette section.

g. La septième et dernière section est formée des plantes dont la fécule est unie à une matière glutineuse. C'est la section du blé et du seigle.

II. Les plantes féculentes les plus usitées sont d'abord l'orge, le seigle, le riz, le millet, les haricots, les pois, les lentilles, les fèves de marais, les faînes, sous forme d'huile, le cacao transformé en chocolat ; mais l'aliment féculent le plus répandu, sans excepter le pain, c'est certainement la pomme de terre dont les habitants de la campagne font leur nourriture exclusive dans un grand nombre de départements.

1. L'orge qui passe facilement à l'état de fermentation vineuse, par la germination, entre dans la composition de la bière, et donne une eau-de-vie fort en usage dans les campagnes. Dépouillée de son écorce, elle remplace, sous le nom d'orge mondé, le riz dans tous ses usages. La farine d'orge, mêlée dans la proportion d'un tiers et même de moitié à la farine de blé, donne de très-bon pain ; seule, elle en fournit d'une qualité inférieure et difficile à digérer.

2. Le seigle n'est guère employé qu'à faire du pain fort lourd et qui a besoin, pour passer, des rudes travaux et de toute l'énergie de l'estomac des gens de la campagne. On retire, par distillation, de l'eau-de-vie de la farine de

seigle, en la faisant fermenter avec de l'eau. Le seigle est sujet, dans les années pluvieuses à une maladie qui a reçu le nom de *clou*, de *blé cornu*, d'*ergot*, parce que le grain malade ressemble à une corne ou à un ergot de coq. Dans cet état il est vénéneux.

3. Le riz, très-nourrissant, facile à digérer, subit diverses préparations alimentaires fort agréables au goût et très-salubres. On le cuit ordinairement dans l'eau avec des viandes ou dans le lait. Souvent on en a mis à profit les propriétés émollientes suivant les uns, astringentes suivant les autres, pour combattre certaines diarrhées régnantes pendant le cours d'étés très-chauds.

4. Le millet, comme le riz, est très-nourrissant, assez facile à digérer et se mange cuit à l'eau ou au lait.

5. On mange ordinairement la silique verte des haricots, avant la maturité, et la fève sèche que contient la silique, après sa maturité. Cet

aliment nourrit peu et donne beaucoup de vents.

6. Les pois verts, avant leur maturité sont un met fort délicat ; quelques variétés ont une silique dont on peut se nourrir ; mais en général ce légume sec, très-flatulent, contient peu de substance nutritive.

7. On ne fait usage des lentilles qu'après leur complète maturité et lorsqu'elles sont bien sèches ; elles sont assez lourdes.

8. La fève de marais, employée verte ou sèche, est plus nourrissante, plus lourde et plus flatulente que le pois. Beaucoup de gens de la campagne en mangent les siliques vertes accommodées avec du lard fumé : cet aliment, pour passer, a besoin de toute la puissance digestive des ouvriers employés à de rudes travaux.

9. Le chocolat est le produit de la trituration, à chaud, de la fève du cacao, de sucre et d'une substance aromatique telle que la vanille ou la

canelle. On le cuit à l'eau ou au lait. Il n'est guère employé que dans les villes. C'est un aliment fort lourd.

10. La pomme de terre (*solanum tuberosum*), est une plante vivace, originaire de l'Amérique méridionale, d'où elle a été apportée en Europe au commencement du XVIIIe siècle. Le feuillage vert de cette plante est un très-bon fourrage pour les animaux ; l'homme fait usage de la racine, qui est tuberculeuse.

La fécule est le principe qui rend la pomme de terre nourrissante. Cinq cents grammes de tubercules donnent ordinairement 96 grammes de fécule blanche légère, de même nature que celle que produisent l'orge et le blé. On l'obtient en râpant la pulpe du tubercule crû et en la broyant dans de l'eau où cette pulpe laisse déposer un précipité qui n'est autre chose que de la fécule. On obtient encore de la pomme de terre, par distillation, une liqueur âcre et enivrante dont on fait un déplorable abus dans quelques départements.

La pomme de terre subit les préparations

culinaires les plus variées. On la fait cuire sous la cendre, à la flamme, au four, ou à la vapeur d'eau dans des vaisseaux couverts. Elle devient ainsi un aliment très-sain pour l'homme. Cuite à grande eau, elle perd de sa qualité. Les autres préparations qu'elle subit peuvent la rendre plus agréable au goût, plus nourrissante, mais aussi moins facile à digérer.

Quand le tubercule n'est pas mûr, il conserve quelque chose du caractère vénéneux de la famille à laquelle il appartient : il agit, même après la coction, à la manière des poisons âcres et drastiques, pris à faible dose ; il cause la diarrhée avec des coliques quelquefois très-vives. La pomme de terre, bien mûre au contraire est fort agréable, très-salubre, légère et de facile digestion. Depuis quelques années ce tubercule, qui était recherché pour sa pâte farineuse, sa saveur de châtaigne, est devenu, sous l'influence de la mauvaise température et des exigences agricoles, fade, insipide, gras, moins féculent, par conséquent moins nutritif et plus difficile à digérer.

11. Outre la fécule, le blé contient du sucre

et une matière fermentescible, en quelque sorte animalisée, connue sous le nom de *gluten*.

La farine de blé pure ou mêlée à de la farine de seigle, d'orge ou à de la pulpe de pomme de terre, est employée à faire le pain. Le meilleur pain est celui de froment, léger, blanc et troué : à ces conditions, il est nourrissant et passe très-bien. Il faut toujours le manger frais, jamais chaud sous peine d'indigestions les plus dangereuses. En général, moins est pure la farine qui a servi à faire le pain, moins on doit le laisser vieillir pour le manger. La pulpe de pomme de terre que les gens de la campagne ont coutume d'y mêler le maintient frais pendant fort longtemps. Le pain de seigle noir, humide et compacte, est fort indigeste. Le pain moisi est vénéneux.

Les vermicelles, les semoules et les macaronis se font avec de la farine de froment pur.

2°

La fibrine est le principe immédiat qui forme en grande partie la chair musculaire des animaux; mais elle n'est pas le seul principe que cette chair contienne. Les chimistes y ont encore découvert l'albumine, la caséine, la gélatine, la graisse et l'osmazôme ou extrait de viande.

Les animaux dont les chairs fournissent les viandes de boucherie sont le bœuf, le veau, le porc, le mouton et l'agneau.

a. La chair de bœuf est très-nourrissante parce qu'elle contient beaucoup de sang, de fibrine et de graisse : ces deux derniers éléments la rendent un peu lourde. On en prépare des bouillons qui, pour être salubres, ne doivent pas être trop chargés de suc (osmazôme) et de graisse. On mange encore la chair du bœuf boullie, rôtie et en ragoût.

Il y a cette différence entre la chair du bœuf et celle du veau, que la dernière est plus tendre, plus légère, se digère plus aisément, parce qu'elle est moins abondante en fibrine et contient plus de gélatine que la première.

b. La viande de porc est indigeste en raison

de la quantité de graisse qui s'y trouve mêlée à la fibre musculaire. La chair du cochon d'un an est celle qui digère le mieux ; la prédominance de la gélatine dans la chair du cochon de lait, la rend assez lourde.

Les gens de la campagne et les ouvriers des villes mangent la viande de porc salée et fumée : c'est à peu près leur seule nourriture animale. L'usage de cette viande salée, joint à l'humidité de l'air, à un dur travail et à la misère, concourt puissamment à la production du goître et du crétinisme si commun en Lorraine.

Quelques préparations, telles que les boudins qui sont composés de la graisse, du sang du porc et d'aromates, et les andouillettes où l'on fait entrer les intestins de l'animal, sont très-succulentes, mais fort indigestes.

c. La chair du mouton de cinq ans est sapide et digère assez facilement ; au delà de ce terme, la densité en augmente et elle passe moins facilement. La viande de brebis est fade et visqueuse ; celle d'agneau qui a tété pendant six mois est nourrissante et soluble.

d. Le gibier, comparé aux viandes de boucheries, est infiniment plus savoureux et plus nourrissant. Beaucoup de personnes ont l'habitude de n'en faire usage qu'après l'avoir laissé faisander, dans le but de le rendre plus tendre et plus soluble : cette coutume est pernicieuse, en ce que le gibier, subissant ainsi un commencement de putréfaction, peut introduire, dans l'économie animale, des causes de maladie septique; son moindre inconvénient est de produire des dyssenteries douloureuses.

e. Les espèces de volailles dont l'homme se sert pour son alimentation, sont : 1° le poulet et le dindon, qui se digèrent d'autant mieux que ces animaux sont plus jeunes; 2° l'oie et le canard, ayant des fibres plus denses et contenant une plus grande quantité de graisse que les deux premiers, et qui, pour cette raison, passent moins bien.

f. La carpe de rivière est un excellent aliment, qui se digère avec facilité; la chair de la tanche d'eau claire à un assez bon goût, elle nourrit peu et passe difficilement; le barbeau, chargé d'arrêtes, est fade, peu agréable, mais facile à digérer; la brême est molle, grasse et lourde; le goujon quelquefois dur, coriace, est indigeste.

La chair des poissons chasseurs tels que la perche et le brochet est fort agréable, nourrit quelque peu et passe assez facilement. Les œufs du brochet et du barbeau sont indigestes et produisent souvent une maladie éphémère de la peau connue sous le nom d'*urticaire*.

La chair d'anguille, quoique fort agréable, est très-grasse, fort lourde et ne passe bien qu'à force d'assaisonnements.

La truite, surtout la truite saumonée, est un aliment délicat qui convient aux convalescents, aux infirmes, aux valétudinaires. Le saumon, plus nourrissant, plus lourd, ne convient qu'aux bons estomacs; le saumoneau se rapproche de la truite par ses qualités digestives.

Les écrevisses sont sans doute fort agréables au goût, quand elles ont subi les préparations culinaires qui leur conviennent; mais, il faut bien l'avouer, elles sont la source de fréquentes indigestions.

3°

Les aliments qui ont pour base une matière caséeuse et albumineuse sont le lait, le beurre, le fromage et les œufs.

a. Le lait est un liquide blanc, de saveur douce et sucrée, formé de petit-lait, de fromage et de crême dont on retire le beurre. Etendu d'eau, il a une teinte bleuâtre qui fait reconnaître la fraude des laitières infidèles. Le lait est la nourriture qui convient le mieux aux jeunes enfants et aux convalescents, à la suite des maladies inflammatoires. Seulement il provoque quelquefois, suivant les sujets, des constipations ou des diarrhées opiniâtres ; il répare incomplétement les pertes incessantes de l'économie, aussi voyons-nous la plupart du temps le goût prononcé de l'enfance pour cet aliment se transformer, avec les besoins apportés par l'âge, en un véritable dégoût.

b. La crème, composée de petit-lait, de matière caséeuse et de beurre est beaucoup plus indigeste que le lait ; le fromage, qui constitue un aliment essentiellement réparateur, digère encore moins facilement ; quant au petit-lait, il est ordinairement d'une digestion facile, mais il est laxatif.

Les gens de la campagne font un usage habituel de lait caillé (matière caséeuse et petit-lait) uni aux pommes de terre. Ce mode d'alimentation serait bien sain s'il ne fallait à ces pauvres ouvriers, après leurs rudes travaux, une nourriture plus réparatrice, plus en rapport avec les pertes immenses qu'ils font pendant le jour.

c. Le beurre est un mélange de la matière huileuse du lait avec une petite quantité de matière caséeuse et de petit-lait ; il est nourrissant mais il passe difficilement. Son usage habituel relâche les premières voies, les jette dans l'atonie. On le conserve en y ajoutant du sel ; sans cette précaution, il rancit et devient nuisible.

d. Le blanc qui est de l'albumine presque

pure et le jaune où l'albumine se trouve associée à une huile colorée en jaune, constituent les éléments nutritifs des œufs d'oiseaux. Le blanc d'œufs frais, devenu laiteux par une cuisson légère et le jaune, encore mollet, sont un aliment léger et réparateur; ces deux éléments de l'œuf, cuits durs, sont fort indigestes. L'œuf un peu vieux est d'une qualité inférieure, et il devient détestable, indigeste, nuisible même quand il a éprouvé un commencement d'altération.

4°

Les aliments qui ont pour base une substance mucilagineuse, tantôt seule, tantôt unie à du sucre ou à un acide, sont les plantes dites potagères et les fruits.

a. Les plantes potagères sont fades, ne contiennent qu'une modique quantité de mucilage, et, pour cette raison, elles sont peu nourrissantes.

Les plus employées sont : le concombre que

l'on mange cru, à l'huile et au vinaigre ; la chicorée, la laitue, le pourpier dont on fait des salades, pesantes comme toutes les crudités ; les épinards, les choux-fleurs, les choux avec lesquels on prépare la choucroute, la rave, le navet, le scorsonnère, le céleri, l'asperge, l'artichaut, la carotte, la betterave, etc., etc. Toutes ces plantes sont tendres, solubles, mais accescentes.

Les champignons, végétaux très-nourrissants, très-agréables au goût, doivent toujours être suspects. Outre que l'on distingue difficilement les bons des mauvais, des qualités vénéneuses sont communiquées aux plus inoffensifs par l'humidité des lieux et des saisons où ils croissent et par les ravages qu'y produisent certains insectes. On peut d'ailleurs les considérer comme des aliments très-lourds et très-indigestes.

b. Les fruits sont moins considérés comme un aliment que comme un accessoire agréable ajouté aux repas. Cependant l'usage commun des campagnes est d'en faire la base de l'alimentation dans la saison.

Les enfants et les femmes recherchent de préférence les fruits non mûrs, à cause de leur saveur aigre ou acerbe : de là viennent les douleurs d'estomac, les diarrhées aiguës et les dyssenteries que l'on remarque fréquemment chez les uns et les autres. L'usage habituel et modéré des fruits qui ne sont pas arrivés à leur maturité, place le tube digestif dans les conditions propres au développement des vers intestinaux. A mesure que l'on s'approche de la période de développement du fruit, ce dernier devient plus nourrissant et plus facile à digérer ; néanmoins, l'abus d'un aliment si peu réparateur a encore ses mauvaises chances intestinales.

§ III.

La préparation des aliments consiste principalement dans l'application de la chaleur ou cuisson et dans le mélange de différentes substances, soit pour en faciliter la digestion et les rendre plus agréables au goût, soit pour les conserver.

On applique de deux manières, la chaleur

aux aliments : 1° en les faisant bouillir dans un liquide ; 2° en les faisant rôtir, griller et cuire en pâte.

Généralement on emploie dans toutes ces préparations culinaires des vases en cuivre, en fer, en étain, en porcelaine, en terre cuite. L'expérience démontre tous les jours combien il y a de danger à se servir de vases en cuivre étamés ou non et de vases en étain. Il y a bien plus de sécurité à n'employer que des vaisseaux en fer ou des vases en faïence jaune de Sarreguemines, dont l'émail ne se fendille jamais, comme celle de la poterie, par l'action de la chaleur.

Les préparations que l'on fait subir aux viandes, dans le but de les conserver, sont les suivantes : 1° les salaisons au moyen desquelles les viandes se trouvent pénétrées d'une certaine quantité de sel de cuisine ; 2° les marinades qui, à l'aide des vinaigres, ont la propriété de conserver intactes et d'attendrir les chairs d'animaux trop dures pour être servies sans avoir subi cette sorte de préparation ; 3° enfin on conserve encore les viandes en les préservant du contact de l'air au moyen de la graisse ou en les enfermant dans des boîtes complétement closes et privées d'air.

§ IV.

On a donné le nom d'assaisonnement ou condiment à toutes les matières que l'on mêle aux aliments, soit pour en corriger les qualités, soit pour en relever le goût. On pourrait les diviser en deux classes : la première contiendrait les condiments qui rentrent dans quelques-unes des classes des substances alimentaires, telles que la crème, le beurre, les œufs, le sucre, la mélasse, le miel, les graisses, les huiles fixes ; dans la seconde, se rangeraient tout naturellement les substances qui ne sont point considérées comme aliment.

1. *a.* Alliés à la farine, la crème, le beurre et les œufs constituent les sauces blanches, pour la plupart fort lourdes, et d'autant plus indigestes que les éléments qui en font partie sont moins frais.

b. Le sucre n'est pas ordinairement employé comme aliment ; il fait la base des sirops, des confitures ; on le sert sur les tables pour corriger la fadeur de certains aliments, l'amertume du café et la saveur des fruits qui serait insupportable sans cette modification.

Le sucre est un stimulant assez énergique, son usage trop fréquent débilite le système nerveux du tube digestif et en irrite la membrane muqueuse ; de là viennent, en premier lieu, les gastralgies, les entéralgies et, en second lieu, mais plus rarement, les gastrites. Le jour de Noël, de la Saint-Nicolas, de la nouvelle année est donc redoutable aux enfants que l'on accable de dragées et de substances sucrées de toute sorte : les maladies intestinales des enfants semblent régner épidémiquement à ces diverses époques.

c. La mélasse est la partie incristallisable du sucre. Beaucoup d'enfants préfèrent ce sirop aux confitures ; il est laxatif, fatigue l'estomac et dispose à la cachexie vermineuse.

d. Le miel est un composé de différents sucres (de canne, de raisin), de mucilage, de cire et d'huile essentielle aromatique. Il est plus laxatif que la mélasse et présente tous les inconvénients des substances sucrées. Il est remarquable que le miel en couteau (en rayon), digère plus facilement que le miel privé de cire.

e. Il y a entre la graisse des animaux et les huiles fixes, cette différence, que la première contient une certaine quantité de gélatine et souvent du jus de viande que l'on ne rencontre pas dans les secondes.

Les graisses entrent dans la composition des sauces; elles facilitent le cuisson des viandes qui s'effecturait mal dans l'eau; elles sont employées à faire les fritures. Les graisses prises en grande quantité sont très-indigestes.

On emploie les huiles, à l'état de mélange avec du vinaigre, pour assaisonner les salades, quelques végétaux et des viandes froides : on pense ainsi faciliter la digestion de ces diverses substances. Dans les campagnes, on remplace ordinairement l'huile des salades, par un amalgame assez indigeste de crème et de lard frit très-chaud.

II. Les principaux condiments qui ne sauraient être rangés parmi les substances alimentaires, sont : 1° les épices qui contiennent toutes une huile volatile, très-âcre et rubéfiante : elles sont très-stimulantes et peuvent irriter l'estomac ; 2° le sel et le vinaigre.

Le sel employé comme condiment avec discrétion, concourt à la coction des aliments dans le tube digestif et dispose la surface de ce dernier à absorber, avec facilité, les sucs nourriciers contenus dans le bol alimentaire. Il faut donc toujours en faire usage et le considérer comme l'assaisonnement indispensable de nos aliments : la privation complète de sel détermine la faiblesse générale et l'engorgement aqueux des extrémités inférieures ; et, chose remarquable, l'abus de ce condiment conduit aux mêmes résultats.

La sophistication du vinaigre est telle aujourd'hui qu'on est fort embarrassé lorsqu'il s'agit d'en conseiller ou d'en interdire l'usage. Le vinaigre de vin facilite la digestion des aliments gras et oléagineux, et il corrige les mauvais effets que pourraient produire, sur l'économie animale, les substances alimentaires qui ont subi un commencement d'altération. Malheureusement, depuis quelques années, l'ingestion du vinaigre du commerce est suivie si fréquemment de pincements, de dérangements, de douleurs d'estomac que l'on hésite à conseiller l'usage de ce condiment. Si des personnes grasses, qui ont voulu se faire maigrir, n'ont obtenu le résultat désiré qu'au détriment de leur estomac et peut-être de leur vie, en buvant du vinaigre de vin, que ne doivent pas redouter celles qui boiraient, dans la même intention, des vinaigres sophistiqués que l'on vend aujourd'hui.

§ V.

On divise les boissons en aqueuses, alcooliques et aromatiques.

a. Les boissons aqueuses dont l'homme fait usage se réduisent à l'eau. Celle que l'on doit préférer est l'eau de source, limpide, aérée, ayant une température de 10° ou 12° + 0, dissolvant facilement le savon et pouvant cuire les légumes. Vient ensuite l'eau des puits plus dure et plus lourde, parce qu'elle est moins aérée et contient une plus grande quantité de sels terreux. L'eau de neige, qui ne contient ni sels terreux ni air, est lourde.

La quantité moyenne d'eau nécessaire à l'entretien de la vie est d'environ un litre dans les vingt-quatre heures. L'eau prise en trop petite quantité laisse en proie à une soif intolérable, et la mort suit rapidement la privation complète de ce liquide.

1. A une température ordinaire (10° ou 12° + 0), l'eau ne produit jamais que de bons effets. Lorsque l'homme est dans son état normal et que la surface de la peau n'est pas couverte de sueur, l'introduction dans l'estomac d'une certaine quantité d'eau à la température de 0°, agit d'abord comme sédative, puis comme tonique. Mais quand la peau est chaude, baignée de sueur, si l'on introduit de l'eau

froide ou glacée dans l'estomac, il peut en résulter : 1° sur le système nerveux une impression capable de produire de vives douleurs, des convulsions, la mort même ; 2° du côté des organes de la digestion, des vomissements spasmodiques, de la diarrhée, de la dyssenterie, le choléra sporadique, la gastro-entérite, la péritonite aiguës ; 3° du côté des organes de la respiration, la bronchite, l'hémoptysie, la pneumonie aiguë, la pleurésie.

Pour prévenir de tels accidents, quand on est pressé par la soif, on a conseillé d'ajouter à l'eau froide du sucre ou un peu de vin ; de faire précéder l'ingestion de la boisson glacée, d'un aliment solide tel que pain, biscuit, chocolat, etc., etc. ; de plonger les mains à l'eau froide. L'expérience démontre chaque jour l'infidélité de ces moyens. Il est bien plus rationnel de ne boire que très-lentement à petites gorgées et de conserver le plus longtemps possible le liquide dans la bouche avant de l'introduire dans l'estomac. Si à la suite des bals où l'on sert des glaces, des sorbets et des boissons glacées, les accidents ne sont pas plus fréquents et plus nombreux, c'est que le mouvement, la danse, la température élevée du lieu, et des boissons chaudes telles que le punch et le vin chaud rétablissent l'équilibre momentanément rompu.

II. L'eau chaude est loin d'avoir les inconvénients attachés à l'eau froide; elle stimule l'organisme et les fonctions digestives; elle détermine des gastralgies, quand on en abuse; elle provoque ordinairement des indigestions quand elle n'est que tiède.

III. Les ouvriers qui travaillent à la campagne, loin des habitations, pendant les grandes chaleurs de l'été, n'ont souvent d'autre boisson, pour étancher leur soif, que l'eau tiède et boueuse des mares et de sources mal entretenues et peu abondantes. L'usage de cette boisson malsaine cause des diarrhées et des fièvres de mauvais caractère, quelquefois même des affections charbonneuses.

b. Les vins, les eaux-de-vie et la bière sont

les boissons alcooliques dont on fait le plus fréquent usage.

1. Les vins des départements de l'Est, considérés d'une manière générale, contiennent les principes suivants : eau, alcool (esprit de vin), de 3 à 7 p. 0/0 (récolte de 1834), sucre non décomposé, gomme, extractif, acide acétique ; différents sels de potasse, de chaux, de fer, d'alumine, très-peu de tannin, matière colorante ; éther œnanthique qui communique au vin son bouquet.

Ils sont légers, toniques, agréables au goût, dans les bonnes années ; pris modérément ils facilitent la digestion, nourrissent peu et élèvent la température du corps.

L'instant des repas est le plus opportun pour faire usage du vin. On ne doit guère interposer entre les aliments qui composent chaque repas, qu'une quantité de 20 centilitres de vin mêlé à deux tiers d'eau (40 centilitres). Lorsqu'on prend du vin entre les repas et pour apaiser la soif pendant les grandes chaleurs de l'été, le mélange doit contenir moins de vin et une plus grande proportion d'eau.

II. L'eau-de-vie est le produit de la distillation du vin, des marcs de raisins, de fruits, de grains, de pommes de terre. On peut la considérer comme une liqueur chaude, stimulante, qui agit sur le cerveau, en raison de la forte proportion d'alcool qu'elle contient. Les eaux-de-vie de grains et de pomme de terre sont des boissons d'un goût et d'une saveur détestables, dont on fait un usage habituel dans plusieurs localité de la Lorraine, au grand détriment du physique et du moral des habitants.

III. On a donné le nom de bière à des infusions d'orge germée et légèrement torréfiée que l'on mêle avec une infusion de houblon pour être soumises à la fermentation alcoolique. La bonne bière de France contient 2 ou 3 p 0/0 d'alcool au plus. C'est une boisson amère qui apaise la soif, stimule légèrement l'estomac et nourrit quelque peu ceux qui en font un usage modéré. Mais la sophistication la rend fort dangereuse.

Les boissons alcooliques, prises avec excès, causent l'ivresse ; l'ivresse souvent répétée conduit à l'ivrognerie que l'on peut considérer, à la fois, comme un vice dégoûtant et une honteuse maladie, puis au *delirium tremens* (folie des ivrognes). L'abus de l'eau-de-vie et de la bière produit, sur la muqueuse du tube digestif, une irritation sécrétoire que les buveurs nomment *pituite;* cette affection précède souvent le cancer de l'estomac. On ne saurait dire avec quelle rapidité l'eau-de-vie de pomme de terre produit l'abolition de toutes les facultés intellectuelles et conduit à l'abrutissement.

IV. Les gens de la campagne préparent encore ce qu'ils appellent de la *pique,* avec des pommes sauvages, des baies d'épine noire, des marcs de raisin qu'ils font fermenter dans de l'eau. Cette boisson aigrelette ralentit la digestion, dispose à la diarrhée et provoque la toux chez les sujets dont les organes pulmonaires ne sont pas dans un état de parfaite intégrité.

c. Les boissons aromatiques le plus communément employées, sont ; le café et le thé.

1. Le café est le fruit d'une espèce d'arbre originaire de Moka, où il croît naturellement, ainsi que dans le reste de l'Arabie. On torréfie cette graine que l'on fait infuser dans de l'eau bouillante, après l'avoir réduite en poudre grossière.

L'infusion de café est une boisson agréable, nourrissante, tonique, stimulante, qui favorise les travaux intellectuels, en procurant au cerveau une excitation légère et utile; prise immédiatement après le repas, elle facilite la digestion, à condition, toutefois, que l'estomac ne sera affecté d'aucune maladie inflammatoire ou nerveuse : dans cette dernière circonstance, le café est indigeste. Dans un grand nombre de localités manufacturières, l'infusion de café, mêlée à du lait, fait la principale nourriture des ouvriers. L'habitude de prendre du café est souvent fort impérieuse et l'on n'y déroge pas toujours sans danger.

L'usage habituel du café incommode les femmes ; il prive souvent de sommeil les personnes de l'un et de l'autre sexe. L'abus de cette boisson aromatique fatigue le système nerveux et détermine des gastralgies. Ce qu'il y a de remarquable, c'est qu'on ne saurait priver de café beaucoup de personnes qui y sont habituées, sans déterminer chez elles des céphalalgies (maux de tête) congestives. Les personnes qui croyent corriger le café en y mêlant de la chicorée torréfiée, le gâtent et le rendent plus indigeste.

II. Le thé est l'infusion des feuilles d'une plante que les botanistes nomment *thea sinensis;* c'est une production de la Chine.

Les propriétés de cette infusion sont les mêmes que celles du café; seulement le thé est moins nourrissant que le café et n'incommode pas les femmes de la même manière. L'usage du thé que l'on considère comme un médicament est encore peu répandu. Le thé de Chine peut être avantageusement remplacé par l'origan, plante indigène, très-commune dans nos haies.

CHAPITRE IV.

—

DES ACTIONS ET DES EXERCICES DÉPENDANTS DE LA VOLONTÉ.

—

Du mouvement, du repos, du sommeil, de la veille.

§. I.

a. Le mouvement bien réglé a pour conséquences salutaires : le développement régulier des organes, une égale répartition des fluides vitaux et des forces de l'économie.

L'exercice modéré est donc un moyen d'entretenir la santé. En effet, les forces maintenues en équilibre, conservent une puissance capable de retarder la vieillesse : la fibre musculaire reste tout à la fois souple et énergique ; les tendons, les ligaments et les membranes synoviales cessent de tendre à la raideur et de se durcir avec l'âge ; le liquide qui lubréfie les surfaces articulaires garde longtemps encore son onctueuse fluidité. L'exercice, pris dans un air pur, fortifie les constitutions lymphatiques et combat merveilleusement bien les dispositions scrofuleuses.

On peut abuser du mouvement de deux manières : 1° en le prolongeant outre mesure ; 2° en se livrant à un déploiement de forces plus ou moins considérable, qui a reçu le nom d'*effort*.

L'exercice prolongé outre mesure produit l'affaiblissement de l'intelligence, la courbature et le dépérissement prématuré des forces physiques ; l'effort expose aux hernies, aux congestions, aux hémorrhagies cérébrale et pulmonaire, enfin, à l'emphysème pulmonaire et à la rupture des gros vaisseaux et du cœur.

b. Le repos ou inaction momentané des organes est nécessaire, parce qu'il leur donne le temps de réparer leurs pertes, de concourir à une nouvelle action et de remplir leurs fonctions d'une manière plus parfaite. Mais le défaut d'exercice pervertit les fonctions nutritives; il manifeste son action sur le cerveau par une irritabilité, une sensibilité désordonnées, premier degré des affections nerveuses si communes chez les femmes des grandes villes, dans les classes de la société livrées au luxe, à l'oisiveté, à la mollesse.

§ II.

On divise les exercices en actifs, passifs et mixtes :

1° Les exercices actifs sont: la marche, le saut, la course, la danse, la natation, l'escrime, l'exercice de la voix et des instruments à vent.

a. L'influence de la marche sur la santé varie suivant qu'elle est lente, mesurée ou rapide; suivant qu'elle s'exécute en plaine ou sur un plan incliné, en montant ou en descendant.

La marche lente et mesurée est un exercice

salutaire qui développe les muscles des extrémités inférieures et agit peu sur la partie supérieure du tronc ; la marche exécutée soit rapidement en plaine, soit sur un plan incliné, précipite la circulation et la respiration, cause promptement la fatigue et peut déterminer des accidents congestionnels du côté de la tête, du cœur et de la poitrine.

b. Le saut est un exercice qui met utilement en jeu un grand nombre de muscles. Il ne convient qu'aux enfants ; mais abandonné aux instincts de ceux-ci, il donne lieu à de graves inconvénients, surtout dans les jeux du *cheval fondu* et de la *pelotte* à cheval, qui sont cause de bien des maladies de l'épine dorsale et de bon nombre de hernies.

c. La course est un mélange de la marche et du saut. Les enfants ont une tendance invincible à se livrer à ce genre d'exercice qui fortifie leur constitution, développe leurs muscles, aiguise leur appétit et favorise leur digestion : mais par l'abus qu'ils en font, c'est pour eux la source d'un grand nombre de maladies de la tête, de la poitrine et du cœur.

d. La danse est un exercice composé de la course, de la marche et du saut ; elle n'existe plus de nos jours. L'étude de la danse pouvait être excellente pour les jeunes filles débiles et à tempérament lymphatique. Aujourd'hui, au lieu de danser, on marche avec nonchalance. La valse a bien conservé tous ses caractères ; mais il n'est pas donné à tout le monde de pouvoir se livrer à ce mouvement en spirale.

e. La natation est un exercice qui a pour but de permettre à l'homme de se soutenir à la surface de l'eau ; c'est l'exercice le plus utile, le plus agréable auquel puissent se livrer les enfants faibles et débiles, dépourvus de puissance musculaire, et chez lesquels un rachitisme imminent fait craindre la déviation de la colonne vertébrale. Il n'est pas prudent de se livrer à la natation après les orages : l'eau contenant alors une multitude de substances organiques en décomposition, contracte les qualités malfaisantes des marais. On a vu plus haut la fâcheuse influence des bains pris au milieu du jour, et leurs dangers, quand ils sont pris après le repas.

f. L'escrime donne à la taille de la rectitude, à la démarche de l'assurance et de la grâce. On a observé, dans les extrémités droites, un développement supérieur à celui du côté opposé, qui a lieu chez les individus qui font des armes de la main droite, et réciproquement. Une multitude de jeux procurent le même avantage : le palet, les boules, les quilles, la paume, le ballon, le volant, le billard, le jeu de corde, le cerceau, etc., etc., sont de ce nombre. Quelques-uns de ces jeux peuvent être pratiqués par les jeunes filles.

g. La voix peut être soumise à quatre sortes d'exercices différents : 1° à la parole, dans la conversation ; 2° à la lecture à haute voix ; 3° à la déclamation ; 4° au chant.

1° Les mouvements qui produisent la voix

lorsqu'ils sont modérés, loin d'avoir une influence fâcheuse sur la santé, contribuent au développement et à la force de l'appareil respiratoire ; exagérés, ces mouvements conduisent à l'enrouement, à la perte de la voix, même à l'ulcération du larynx.

2° et 3°. La lecture à haute voix et la déclamation ont des effets analogues à ceux que produit l'exercice de la parole. On peut en tirer un grand parti dans l'éducation des enfants et des jeunes gens, soit pour fortifier leurs organes respiratoires, soit pour conjurer les vices de prononciation.

4° Le chant exige des efforts assez énergiques ; il modifie, quand on en abuse, le timbre de la voix qu'il use et qu'il éteint. Les laryngites chroniques, les congestions cérébrales, les hernies en sont souvent les conséquences fâcheuses.

h. On peut reprocher à l'usage des instruments à vent les mêmes accidents qu'aux exercices de la voix. On doit interdire formellement l'étude de ces instruments aux individus prédisposés aux maladies du cœur et du poumon.

2° Les exercices passifs sont : la progression en voiture et la navigation.

1. L'effet de la progression en voiture varie suivant les vehicules employés. Une sensation de bien-être accompagne toujours le doux balancement d'une voiture bien suspendue ; les voitures à réactions douces communiquent à nos organes d'utiles mouvements qui réagissent sur l'économie toute entière ; mais les chariots durs, non suspendus, tels qu'on les rencontre le plus ordinairement dans les campagnes, secouent rudement les viscères et ne sont bons qu'à produire des hernies, des maladies du foie et des congestions cérébrales. On rencontre beaucoup de personnes qui ne peuvent supporter sans malaise, sans vomissements douloureux, le mouvement des voitures les plus douces,

surtout lorsqu'elles ne sont pas découvertes : l'action de mâcher de la rhubarbe a souvent enrayé ces sortes d'accidents.

II. L'exercice communiqué par la navigation sur une rivière, sur un lac et sur la mer très-calme, est très-doux; il ne peut causer de vertige que quand les personnes placées sur les barques s'obstinent à tenir fixés les yeux sur le rivage qui semble fuir avec rapidité. Le même accident peut se produire dans les voitures rapidement emportées par la vapeur sur les chemins de fer. Sur la mer houleuse, les accidents connus sous le nom de *mal de mer* caractérisés par un malaise, des vertiges, des vomissements, une faiblesse et une indifférence extrêmes, sont incoercibles : on les prévient souvent en se couchant horizontalement sur le côté droit, et en s'arc-boutant contre les parois du navire ou de quelque meuble solidement fixé.

3° Il y a trois exercices mixtes principaux : l'équitation, la balançoire, le jeu de bague.

a. Lorsque l'équitation est douce, cet exercice a tous les avantages de la marche, sans causer la fatigue ; il stimule à un degré favorable les fonctions nutritives. La distraction, les mouvements que procure l'équitation, lorsque l'habitude les a rendus supportables, en font un exercice des plus salutaires pour les personnes sédentaires, livrées aux travaux de cabinet, de l'atelier, etc. Toutefois, les secousses plus ou moins fortes imprimées par le mouvement de progression d'un cheval *dur*, les efforts plus ou moins considérables faits par le cavalier, soit pour se maintenir sur l'animal, soit pour le diriger dans sa marche, produisent des ébranlements dangereux : ces secousses et ces efforts sont cause que tous les ans on réforme ou on voit mourir, dans les régiments de cavalerie, un grand nombre de jeunes soldats, atteints de maladies du cœur, du foie, de hernies, de fistules à l'anus, etc., etc.

b. L'exercice de la balançoire, comme tous les moyens de gymnastique mixte, accroît l'énergie des viscères, sans laisser languir les membres. On ne saurait monter sur les escarpolettes, sans danger, après le repas ; il peut s'ensuivre une indisposition grave et des vomissements opiniâtres.

c. Le jeu de bague, qui consiste en un mouvement de rotation horizontal, cause quelquefois des éblouissements, des vertiges, des nausées et des vomissements. On peut en dire autant du jeu des fauteuils dont la rotation s'exécute verticalement : ce jeu devrait être interdit aux petites filles.

§. III.

La gymnastique proprement dite est un ensemble d'exercices gradués qu'on devrait enseigner à tous les enfants, et auxquels il serait nécessaire de les habituer de bonne heure.

Elle se compose d'exercices nombreux et variés, au moyen desquels on met en action les muscles des membres inférieurs, ceux des membres supérieurs, puis enfin ceux du corps entier. Il n'est pas possible d'exposer dans ce manuel ce qui est relatif à la gymnastique.

§ IV.

a. Le sommeil est le repos des sens et des mouvements volontaires.

Indépendamment de la loi qui impose aux êtres organisés et vivants l'obligation impérieuse de se livrer au sommeil, il est un grand nombre de causes spéciales qui portent l'homme à dormir : l'abus des aliments, des boissons alcooliques, la chaleur et le froid intense sont de ce nombre.

L'homme qui cède au sommeil, en plein air, quand le thermomètre est à — 8° ou — 10°, y meurt ordinairement. Il faut un froid bien moins intense pour tuer les enfants.

Les congestions cérébrales, l'apoplexie même peuvent être la suite du sommeil provoqué par l'abus des aliments, des boissons alcooliques et par la chaleur.

Lorsque le sommeil naturel est proportionné aux besoins du corps, il le restaure, il le rend plus agile et plus dispos. Pour être salutaire, il ne doit pas durer moins de six heures, jamais plus de huit ou neuf, pour un adulte bien constitué; mais aux jeunes gens faibles, on peut accorder dix ou douze heures de repos.

On ne peut jouir d'un repos convenable qu'aux conditions suivantes : 1° La chambre à coucher sera spacieuse, bien aérée, éloignée de tout bruit, et on n'y conservera pas de lumière pendant la nuit; 2° il ne faudra éprouver aucune gêne dans le lit; le corps sera dans une position horizontale et la tête un peu élevée. Il est nuisible de dormir moitié assis; cette position entrave la circulation du bas ventre. L'habitude contractée par quelques personnes de se coucher habillées est dangereuse autant qu'elle est contraire aux exigences de la propreté.

Porté à l'excès ou produit par des causes vicieuses, le sommeil débilite le corps et le rend pesant; il diminue l'activité des sens et les forces de la vie; il produit l'obésité, la gêne des mouvements volontaires et l'incapacité cérébrale.

Le somnambulisme naturel, qu'il faut bien se garder de confondre avec les jongleries de gens qui prennent le titre de magnétiseurs et de magnétisés, le somnambulisme naturel a lieu lorsque trois de nos facultés, l'imagination, la mémoire et la volonté agissent, mais sans le concours des perceptions sensoriales et du jugement. Dans un état qu'il ne dépend de personne de provoquer et que l'on peut considérer la plupart du temps comme le résultat de quelque lésion organique, on résout quelquefois des problèmes que l'on eût vainement cherché pendant l'état de veille : c'est-à-dire que des somnambules qui n'étaient ni poëtes, ni mathématiciens ont pu faire des vers médiocres ou se livrer à des calculs abstraits pendant leur état de somnambulisme, toutes choses qu'ils eussent été incapables de faire étant éveillés.

b. En hygiène, on entend par veille l'exercice des sens et des mouvements volontaires, pendant la nuit uniquement destinée, par la nature, à nous procurer un sommeil réparateur.

Les veilles prolongées dérangent l'ordre des fonctions, pervertissent les digestions et irritent le système nerveux. Aussi les personnes qui s'y livrent sont-elles ordinairement maigres, pâles, blêmes, tourmentées par des maux de nerfs, par une petite toux sèche et par des appétits bizarres : elles se montrent d'une irascibilité importune à tout le monde.

CHAPITRE V.

DES CHOSES QUI DOIVENT ÊTRE RENDUES ET DE CELLES QUI DOIVENT ÊTRE RETENUES.

Les choses qui doivent être rendues et celles qui doivent être retenues sont : la salive, le mucus nazal, les matières fécales, les urines, les transpirations.

a. On a donné le nom de salive à une humeur versée dans la bouche par des glandes spéciales, et qui est extrêmement utile à la digestion. Cette humeur est destinée à être retenue. Les pertes que l'on peut en faire soit par suite d'accidents, soit par suite de crachements trop fréquents, occasionnent la sécheresse de la bouche, la soif, entravent la digestion, la rendent difficile et pénible, en ce que le bol alimentaire arrive dans l'estomac sans avoir été suffisamment humecté par le liquide animal sécrété par la bouche. La maigreur et les mauvaises digestions qu'on remarque chez un grand nombre d'enfants ne reconnaissent pas d'autre cause que le *crachottement* dont ces derniers ont contracté, on ne sait ni pourquoi, ni comment, la mauvaise habitude.

b. Le mucus nazal est un liquide destiné à humecter constamment les surfaces intérieures du nez; la quantité en est plus considérable dans les temps humides, et l'on remarque que les enfants scrofuleux ou qui habitent des contrées brumeuses perdent beaucoup de ce liquide qui, au reste, doit être rendu.

c. Les matières fécales sont le résidu des digestions et doivent être rendues. Leur séjour prolongé, dans les intestins, peut avoir des inconvénients de plus d'une sorte; elles se durcissent et ne peuvent être expulsées, sans une extrême difficulté; et alors leur passage détermine souvent des déchirures douloureuses.

C'est à cette difficulté d'excrétion que l'on a donné le nom de constipation, laquelle est déterminée, en général, par une vie sédentaire, le travail de cabinet, le séjour prolongé au lit, le défaut d'alimentation et les aliments échauffants. Chez les enfants la constipation a souvent pour cause, dans la saison des fruits, l'habitude qu'ils contractent d'avaler les noyaux de cerises. Il n'est pas rare de voir les accidents, provoqués par ces sortes d'obstacles, donner lieu à des dyssenteries mortelles.

La constipation, en général, tient les intestins dans un état de spasme habituel qui n'est pas sans danger ; elle produit de la pesanteur, des douleurs de tête, des vertiges et l'insomnie. C'est l'état prolongé de dilatation du dernier intestin qui donne lieu aux fissures si douloureuses de l'anus et dont on ne peut se débarrasser, la plupart du temps, qu'au moyen d'une opération cruelle.

On peut remédier à la constipation en se levant de bonne heure, en prenant de l'exercice en plein air. Il convient encore de se vêtir légèrement et d'éviter l'usage des aliments échauffants; il n'est pas prudent de recourir trop tôt aux lavements et aux purgatifs auxquels les intestins s'habituent promptement.

La fréquence des selles a aussi ses inconvéniens. Ces sortes d'accidents sont l'indice assuré de mauvaises digestions, et ils amènent la faiblesse, suivie d'un prompt amaigrissement. Quand le relâchement du ventre est la suite de repas trop copieux, de l'ingestion d'aliments trop succulents ou faisandés, il convient de changer de régime et de diminuer, à chaque repas, la quantité de nourriture qu'on était dans l'habitude de prendre; lors au contraire que la mollesse du ventre dépend de la débilité des premières voies, il convient de recourir aux aliments toniques, restaurants, au bon vin vieux, au café.

d. L'urine, sorte de lessive animale, est un liquide destiné à être évacué. L'habitude de retenir trop longtemps les urines entraîne ou un relâchement ou une inflammation de la vessie : dans l'un et l'autre cas, la vessie se distend, le bas ventre et les reins deviennent douloureux et l'urine ne peut plus être naturellement expulsée. Quelquefois, après ces sortes d'accidents, la vessie, en quelque sorte paralysée, perd son ressort et laisse les malheureux patients en proie à une infirmité dégoûtante, l'écoulement continuel des urines. D'autrefois la vessie tombe en gangrène et la mort suit immédiatement.

On maintient les fonctions urinaires dans les meilleures dispositions : 1° En cédant au besoin d'uriner, dès qu'il se fait sentir ; 2° en ne restant point trop longtemps au lit, surtout si ce lit est mol et chaud ; en faisant de l'exercice ; 3° en préservant la peau de l'action du froid humide.

Il faut savoir que les habitudes prises relativement à l'expulsion des urines sont parfois bien impérieuses.

On se demande souvent, dans le monde, quelle peut être la valeur de l'inspection des urines dans la connaissance des maladies ? Voici ce qu'on peut répondre pertinemment à cette question. A part les cas où l'œil découvre du gravier ou du pus dans l'urine, les agents chimiques, du sucre et de l'albumine, l'inspection des urines, loin du lit des malades, a fort peu d'importance. Lors donc que des charlatans affichent la prétention d'y découvrir toutes les maladies et d'en tirer, en l'absence des patients, toutes les indications nécessaires à ces maladies, ils ne sont que de misérables imposteurs.

e. Il existe entre la transpiration et l'urine des rapports très-étroits. L'urine, fabriquée par les reins, remplace facilement la sueur qui est le résultat d'un travail de la peau; quand la première est abondante, la seconde diminue; et réciproquement, la sueur augmente à proportion de la diminution des urines. Toutes les fois que les sueurs sont brusquement supprimées, on est exposé à de graves maladies internes. Il est donc urgent de veiller à ce que rien ne vienne refroidir la peau quand elle est excitée par le travail de la transpiration. Les moyens propres à rétablir la transpiration dérangée consistent dans l'usage des frictions, des grands bains tièdes, des pédiluves alcalins, des couvertures chaudes et sèches, d'infusions chaudes aromatiques. L'exercice modéré est très-propre à favoriser la transpiration, mais pour qu'il puisse être utile, il faut le prendre 6 ou 7 heures après le repas ou le matin en sortant du lit.

CHAPITRE VI.

DES IMPRESSIONS ET DES PERCEPTIONS REÇUES PAR LES SENS.

On appelle impression l'action de tous les objets extérieurs sur nos sens ; et perception les passions qu'elles excitent dans l'âme.

Ces impressions ou sensations servent à l'entretien de la vie physique et morale : elles nous tiennent en éveil contre les objets extérieurs qu'elles nous font connaître, rechercher ou éviter, suivant qu'ils peuvent être nuisibles ou utiles.

§ I.

Il est nécessaire de diviser les sens en deux classes : en sens externes et en sens internes.

1. On divise les sens externes en deux ordres : 1° Ceux qui reçoivent immédiatement les impressions des objets ; 2° ceux qui ne les reçoivent que médiatement : les premiers sont les organes du tact, du goût, de l'odorat ; les seconds sont les yeux, les oreilles qui ne reçoivent les impressions que par l'intermédiaire de l'air atmosphérique.

1°

Du toucher.

On a donné le nom de toucher à la faculté dont est douée toute la surface du corps de recevoir des impressions des objets extérieurs, de transmettre ces impressions à l'âme qui acquiert ainsi la connaissance des qualités tactiles de toutes les choses qui nous environnent. C'est ainsi que nous parvenons à apprécier la forme, la dureté, la mollesse, l'aspérité, la chaleur et le froid des corps.

L'organe spécial du toucher, c'est la main qui, par son organisation ingénieuse, peut s'ajuster sur la surface des corps, les embrasser par un plus grand nombre de points et nous donner de justes idées sur leurs plans, leurs figures, etc., etc. Un grand nombre de causes, telles que les maladies de la peau, les rudes travaux manuels, diminuent la délicatesse du toucher.

De l'odorat.

La surface interne du nez est l'organe de l'odorat. Ce sens, perfectible, peut être porté fort loin par l'habitude et acquérir la sagacité remarquée chez certains animaux qui l'ont extrêmement développé.

La sensibilité de l'odorat s'émousse et se perd : 1° Par le séjour au milieu des odeurs fortes, et l'usage des parfums inventés par le luxe ; 2° par l'introduction du tabac en poudre dans les narines ; par les maladies de l'organe de l'odorat ; par les progrès de l'âge.

L'action des odeurs sur l'homme est très-variable. Dans le plus grand nombre des cas, les odeurs agissent sur le cerveau de manière à l'exciter légèrement. Les odeurs trop fortes, si suaves qu'elles soient, causent des maux de tête, des vomissements, des spasmes, des attaques de nerfs, des faiblesses (lipothymies), la mort même.

Du goût.

La langue, conjointement avec l'entrée du gosier, préside à la sensation du goût. Ce sens est destiné à percevoir les sensations qui se rapportent à la nature des aliments et à fournir des renseignements et des données exactes sur la qualité des substances à ingérer.

Comme les odeurs, les saveurs trop énergiques dépravent d'abord, puis finissent par abolir les fonctions de l'organe du goût : ce n'est pas toutefois sans avoir irrité la langue, le palais et l'isthme du gosier.

2°

De l'ouïe.

On a donné ce nom à la perception des sons. L'ouïe réside dans l'intérieur de l'oreille qui est une machine acoustique fort compliquée. Ce sens sert à établir les relations entre les hommes et complète la connaissance de la nature acquise par les autres sens.

Les bruits et les sons arrivent à l'oreille par le moyen des vibrations de l'air qui est très-élastique. Il en est des bruits et des sons comme des odeurs et des saveurs ; ils émoussent ou détruisent la faculté d'entendre quand ils sont trop forts et trop fréquemment répétés. Les artilleurs, les forgerons, les maréchaux, les musiciens, etc., sont sujets à la surdité. On peut être sourd de naissance et dès lors on est muet, par la raison qu'on se trouve dans l'impossibilité de connaître et d'imiter le son de la voix émis par les autres hommes. Les maladies de l'oreille et de la gorge font encore perdre la faculté de l'audition. Beaucoup de surdités temporaires reconnaissent pour cause la malpropreté du conduit auditif, l'introduction de l'eau dans l'oreille pendant un bain, et l'action d'un courant d'air sur le même organe.

De la vision.

Voici comment s'exécutent les fonctions de la vision. Les corps éclairés réfléchissent la lumière qui les éclaire et viennent se peindre dans le fond de notre œil, comme dans une chambre obscure; de là leur image est transmise à l'âme.

Une lumière trop vive peut irriter, enflammer l'œil et détruire la vue. Il faut bien se garder de fixer le soleil, des couleurs vives telles que le rouge ou des couleurs tranchant l'une sur l'autre, comme le blanc et le noir, etc., etc. Les forgerons, les verriers forcés par état de fixer des foyers éclatants, sont exposés aux maladies de l'œil, à la cécité. Les horlogers, les bijoutiers, les graveurs, les dessinateurs et les brodeuses qui exécutent des travaux minutieux et souvent trop éclairés, sont dans le même cas. L'abus des lectures faites dans des livres imprimés en caractères trop petits, trop serrés, nuit encore à la vue.

Une lumière trop peu intense a aussi ses fâcheux effets. L'œil, privé de son stimulant habituel, éprouve, sous l'influence d'un rayon lumineux trop léger, des éblouissements, une irritation dont l'amaurose (cécité) peut être la conséquence.

Il est des couleurs qui ne causent à l'œil aucune fatigue, comme le vert, le bleu abondamment répandus dans la nature; d'autres comme le rouge, le violet produisent une sensation pénible, fatiguent la vue, causent des maux de tête.

La myopie est un vice de conformation qui consiste ordinairement dans la trop forte saillie de la cornée transparente et ne permet de bien distinguer les objets qu'à une distance extrêmement rapprochée. On y remédie par l'usage de lunettes à verres dont la concavité présente une courbure en rapport avec le degré de convexité de l'œil.

La presbytie au contraire consiste dans l'aplatissement de la cornée transparente ou dans un état particulier des humeurs (milieux), qui remplissent la cavité de l'œil. Cette sorte d'infirmité oblige à tenir les objets éloignés de l'œil pour les distinguer. On atténue quelquefois la presbytie en faisant usage de verres convexes. Cette infirmité est la conséquence de l'âge ou de l'abus qu'on a pu faire de la vue ; elle s'aggrave lorsqu'on prend des lunettes trop fortes, de trop bonne heure, ou qu'on en fait un trop constant usage.

La lumière artificielle, ordinairement employée par les ouvriers dont les travaux se prolongent pendant la nuit, expose ou aux accidents d'une lumière trop intense ou à ceux d'une lumière insuffisante. Les chandelles et les bougies ont en outre l'inconvénient de fatiguer par leur mouvement de continuelle oscillation. Les lampes fumeuses dont on se sert dans les campagnes vacillent, éclairent peu et vicient l'air ; les lampes mécaniques, pourvues d'abat-jour, sont encore le mode d'éclairage le plus convenable.

II. Il y a deux sens internes principaux auxquels on peut rapporter la faim et la soif.

a. Le siége de la faim paraît être surtout dans

l'estomac ; son influence sur l'homme varie suivant les âges. L'enfant nouveau né éprouve, sans cesse, le besoin de prendre des aliments ; les enfants sont forcés de manger beaucoup plus souvent que les adultes, et l'homme robuste qui fait une grande dépense de forces musculaires est sollicité par un besoin plus impérieux que l'oisif, que l'homme d'un tempérament faible ou adonné aux travaux du cabinet.

Les habitudes prises relativement à la faim déterminent souvent des besoins artificiels auxquels on ne peut toujours résister sans inconvénients : les heures des repas font éprouver un vrai tourment quand on les dépasse sans ingérer d'aliments. La faim rend l'homme irrascible, intraitable.

La chaleur de l'été atténue singulièrement le besoin de manger, le froid au contraire, le rend vif et impérieux.

b. La soif est une sensation analogue à celle de la faim, et qui a son siége principal au gosier. Aussi l'expérience démontre que l'on se désaltère facilement en conservant, pendant longtemps, une gorgée de boisson dans la bouche, tandis que l'on n'apaise pas la soif en versant rapidement dans l'estomac, une grande quantité de liquide. Les âges et l'habitude donnent lieu aux mêmes observations que pour la faim. Le besoin de la soif est plus impérieux que celui de la faim ; on a vu des prisonniers se laisser mourir de faim, mais nul n'a pu jusqu'ici résister au besoin de la soif.

La chaleur qui fait éprouver à l'économie animale des pertes continuelles de liquide, rend les sollicitations de la soif plus fréquentes et plus intenses. Les exercices violents, pendant les grands froids, déterminent encore le sentiment de la soif.

§ II.

Les passions, considérées au point de vue de l'hygiène, sont les incitations violentes de l'âme qui, provoquée par les sens ou par l'imagination, fuit ou recherche quelque objet.

Pour cause morale, les passions ont l'intérêt et l'amour propre ; pour but, la conservation de l'individu et de l'espèce : à condition toutefois que les passions seront soumises à des règles sévères.

On peut rapporter les passions aux quatre chefs suivants : la joie, la tristesse, la colère, la peur.

a. Les passions gaies sont en général bienfaisantes ; elles agissent néanmoins d'une manière fâcheuse sur les tempéraments nerveux lorsqu'elles sont vives et soudaines.

b. La tristesse habituelle mine les constitutions les plus robustes et les entraîne lentement vers la tombe ; elle est ordinairement l'apanage des tempéraments nerveux, nerveux-lymphatiques et bilieux-lymphatiques.

c. La colère et toutes les passions qui s'y rapportent déforment les traits du visage. Les personnes sanguines, bilieuses et nerveuses, qui usent d'excitants, y sont les plus enclines : la colère foudroie souvent les premières d'apoplexie, et mine les autres par des maladies du foie et des voies digestives. On la tempère par un régime doux et rafraîchissant.

d. La peur, passion dominante des tempéraments lymphatiques, lymphatiques-nerveux, est toujours malfaisante et peut tuer lorsqu'elle est vive et soudaine.

Le moyen efficace à opposer aux passions, c'est l'éducation qui seule peut les diriger et les faire tourner à notre profit.

De l'éducation.

Sorte d'hygiène morale et intellectuelle, qu'il faut bien se garder de confondre avec l'enseignement primaire, avec l'enseignement des lettres, des sciences et des arts, l'éducation consiste à diriger nos instincts, nos penchants, nos facultés et nos passions dans la voie la plus utile à notre conservation comme espèce et comme individu : elle a encore pour mission de détruire les préjugés si nuisibles au progrès.

1. Tendances que l'éducation est appelée à

combattre chez les enfants : la malpropreté, la gourmandise, la jalousie et l'orgueil, la peur et la délation, la colère, la paresse.

a. L'habitude de la malpropreté, outre les dangers déjà signalés, fait perdre le respect de soi-même, entraîne à l'oubli des convenances et à la grossièreté vis-à-vis des autres ; elle rend pénible et même impossible un grand nombre de relations utiles ou nécessaires ; après avoir conduit l'enfant, devenu homme fait, au dernier point de dégradation, elle lui rend l'existence à charge.

La malpropreté, c'est la négligence toujours croissante ; tandis que la bonne tenue, l'arrangement, l'ordre, la symétrie, en toute chose, et la dignité, sont la conséquence immédiate de la propreté.

b. Indépendamment des accidents physiques dont elle est la source inévitable, après avoir fait sacrifier les meilleurs instincts, les intérêts les plus sacrés de l'homme à l'excitation d'un bon repas, la gourmandise entraine, par une pente rapide, vers l'ivrognerie et l'abrutissement. Les premiers vols n'ont souvent d'autre mobile que la gourmandise. Il est donc essentiel de ne jamais offrir aux enfants de récompenses qui puissent, chez eux, servir de stimulant à ce détestable défaut. On fera bien aussi, dans les repas, de ne pas exciter imprudemment leurs désirs.

c. Chez les enfants c'est la jalousie qui se montre la première ; l'orgueil vient plus tard : ces deux passions, source de toute injustice et qu'il faut se hâter de combattre, sont le fléau des ménages, des familles, des sociétés. L'orgueil, bien dirigé, peut être transformé en une honorable émulation, en un noble dévouement ; la jalousie sera toujours, quoi qu'on fasse, un détestable mobile : il faut absolument l'anéantir.

On ne se rend pas généralement assez compte de l'effet des prix accordés aux succès dans les écoles ; trop souvent, au lieu d'entretenir l'émulation, ils stimulent l'orgueil naissant et concentrent dans le cœur des enfants les noirs projets de l'envie, toujours injuste.

d. La peur qui empoisonne l'existence, conduit au plus honteux, au plus bas, au plus vil des égoïsmes. L'homme peureux est lâche, cruel, vindicatif, délateur. Son insolence, hors du danger, n'a d'équivalent que sa lâche dépression, sous l'influence du péril. Sous la main d'un bon maître, la peur peut être transformée en prudence.

La peur est surtout un mal factice, causé, dans la plus tendre enfance, par des contes absurdes et d'imprudentes fables de revenants : signaler cette source, c'est la détruire.

e. La colère est la source de toutes les inimitiés, de toutes les dissensions qui troublent la société ; elle conduit infailliblement au meurtre. Cependant les sujets enclins à la colère ont le cœur généreux, et l'on pourrait tourner au profit du courage, du dévouement civil et militaire et des actions les plus généreuses, les instincts des hommes violents.

f. La paresse, on l'a dit avec raison, mène à tous les vices ; et c'est malheureusement, de très-bonne heure, dans le jeune âge, qu'elle commence à se montrer. Elle n'est bien souvent que le résultat de l'allanguissement de l'économie, d'un état maladif indéterminé qui fait qu'on la néglige, lorsqu'il faudrait traiter, de front et à la fois, la maladie physique et la maladie morale. Elle livre l'homme à tous les mauvais instincts, et peuple les maisons de correction du plus grand nombre de condamnés. Il faut donc s'appliquer de bonne heure à lutter, sans relâche, contre les plus légères tendances à l'oisiveté, et à faire comprendre, avec douceur à l'enfant, que ceux qui ne veulent point travailler commettent un crime de lèze-société, et le plus impie des manquements contre la plus sublime des lois établies par le créateur.

II. Facultés de notre esprit que peut diriger l'éducation : l'imagination, la mémoire, le jugement.

a. L'éducation peut nous aider à régler l'imagination, à la soumettre à notre jugement au lieu de lui laisser prendre, pour notre malheur, un empire absolu sur toutes nos autres facultés. C'est un but que l'on peut atteindre par un régime doux et rafraîchissant, par le travail manuel, le séjour à la campagne, quand l'imagination est trop vive ; par l'exercice intellectuel, bien gradué et savamment mis à la portée des jeunes sujets que l'on veut conduire.

b. La mémoire est une esclave qu'il suffit d'exercer pour la rendre docile à la volonté. Chez les enfants, il faut l'exercer graduellement et avec des précautions infinies : il convient de ne présenter aux jeunes élèves que des leçons à leur portée, qu'ils puissent bien comprendre, et de varier les sujets. La mémoire se perd avec l'âge ; mais surtout par le défaut d'exercice.

c. On a donné le nom de jugement à la plus importante, à la plus noble faculté de notre esprit ; cette faculté sert à discerner la vérité de l'erreur, à guider dans toutes les circonstances de la vie : elle dicte les décisions sages et prévient la précipitation.

Le jugement, naturellement droit, peut être

vicié par des idées fausses qui arrivent à l'âme par des sens imparfaits, malades, ou lui sont communiquées par autrui. Le moyen de conserver à cette précieuse faculté toute son intégrité, c'est de surveiller l'état des sens des enfants afin de rectifier aussitôt les erreurs que ces mêmes sens peuvent leur faire commettre; c'est de veiller à ce qu'on ne leur communique ou à ce qu'ils n'acquièrent que des idées nettes, des notions précises, exactes sur toute chose, et surtout de leur faire comprendre que leurs assertions ne doivent être données qu'avec lenteur, après un long et sérieux examen.

On pourrait amener l'enfant à juger sainement de toutes choses, en l'accoutumant à observer attentivement; en ne lui permettant de parler que de ce qu'il a bien observé; en ne lui passant aucune des expressions dont il n'ait la signification bien précise.

INDICATION DES ACCIDENTS

QUI MENACENT PROMPTEMENT LA VIE, AINSI QUE DES MOYENS DE LES PRÉVENIR ET D'Y REMÉDIER.

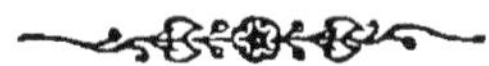

Les accidents qui menacent promptement la vie sont : les syncopes, les hémorragies, les empoisonnements, les différents genres d'asphyxies.

1.

De la syncope.

On appelle syncope (lipothymie, faiblesse, défaillance), toute perte subite du sentiment et du mouvement, avec pâleur excessive de tout le corps, et refroidissement de la peau qui se couvre plus ou moins de sueur abondante.

Les faiblesses peuvent être provoquées par la vue d'objets antipathiques (crapauds, araignées, serpents) hideux, repoussants; par défaut d'air dans de grandes réunions et par la chaleur; par des odeurs vives, pénétrantes, qu'elles soient suaves ou fétides ; par la fatigue, les veilles, les excès; par inanition, indigestion; par une émotion telle que la frayeur, par exemple; par une hémorragie.

Enumérer les causes des syncopes, c'est enseigner à les prévenir. Il faut surtout s'attacher à ne pas laisser concevoir aux enfants de vaines terreurs, d'antipathies ridicules.

Toutes les fois que l'on se trouve près d'une personne tombée en syncope, il faut commencer par en éloigner les causes connues, si cela est possible ; donner de l'air aux appartements qui en manquent et qui sont trop fortement chauffés ; exposer les malades à un air frais, les débarrasser de tous les liens susceptibles d'entraver la circulation, tels que cordons, jarretières, lacets de corset, cravates, ceintures, puis les coucher dans une position horizontale. Si ces simples précautions ne suffisaient pas pour faire cesser immédiatement la syncope, on aurait recours à la projection d'eau froide au visage, aux frictions des tempes et des mains avec du vinaigre, à l'action du vinaigre et de l'ammoniaque liquide (alcali volatil), placés avec précaution sous les narines.

On fait cesser les syncopes, sans cesse renaissantes, sous l'influence d'une indigestion, en titillant la luette avec une barbe de plume, afin de provoquer un vomissement qui dégage l'estomac embarrassé.

Les syncopes causées par la fatigue, les excès ou l'inanition, réclament le repos, la position horizontale et l'emploi des cordiaux tels que le vin sucré, l'eau-de-vie étendue d'eau sucrée, les potages administrés avec précaution. Si la faiblesse était la conséquence d'une hémorragie, il faudrait, outre les précautions déjà indiquées, s'occuper d'arrêter le sang, en attendant l'arrivée d'un médecin.

2.

Des hémorragies.

On a donné le nom d'hémorragies à l'écoulement du sang par les ouvertures naturelles, telles que les narines, par exemple, ou par des blessures.

Celles qui se font par des ouvertures naturelles sont du ressort de la médecine, excepté les hémorragies que les enfants produisent en s'introduisant de l'*herbe à mille feuilles* ou des mies de pain sèches dans les narines qu'ils compriment ensuite avec violence. Il est nécessaire que les jeunes imprudents sachent que les écoulements sanguins provoqués de la sorte peuvent devenir fort inquiétants.

Quant aux hémorragies par blessures, elles ne sauraient être prévenues.

Pour remédier aux hémorragies nazales, il faut asseoir les patients à un air frais, les maintenir dans un repos absolu; leur faire, sur le cou, sur le dos, des applications froides, tenir constamment élevé et tendu le bras du côté de la narine qui fournit du sang; placer des ligatures assez fortement serrées autour des poignets; injecter des liquides froids, acidulés (eau vinaigrée), astringents (solution d'alun) dans les narines.

Le tamponnement des narines est, de tous

les moyens, le plus efficace, mais il ne saurait être convenablement pratiqué que par un chirurgien : boucher la narine antérieurement, c'est incommoder encore le malade, en forçant le liquide hémorragique à refluer, avec violence, vers la gorge.

Quand le sang s'écoule lentement à travers une blessure, et qu'il se répand en nappe rouge-foncé autour de la partie atteinte, le danger n'est pas pressant : des lotions d'eau froide, l'application d'une compresse maintenue par un bandage modérément serré suffisent pour suspendre efficacement l'hémorragie.

Quelquefois le sang jaillit, en jet continu et de couleur foncée, comme dans une saignée, à travers une ouverture étroite, faite accidentellement à une de ces veines toujours gonflées que l'on nomme *varices*. Cet accident exige l'emploi d'une compression modérée, au moyen de quelques disques d'amadou fixés sur la partie par un bandage médiocrement serré.

Le sang s'échappe-t-il au contraire par jets rapides, saccadés et vermeils ? Un vaisseau artériel est ouvert, la vie est compromise. Qu'on se hâte alors de comprimer la plaie et d'appeler un chirurgien dont l'intervention est nécessaire. On comprime les plaies qui donnent du sang artériel : 1° directement, en appliquant, avec le plus grand soin, les doigts sur le point d'où jaillit le sang; 2° en couvrant la plaie de compresses, de morceaux d'amadou disposés les uns sur les autres en forme de coin et en les maintenant fortement en place au moyen d'un bandage (cravate, mouchoir) serré autour du membre; en étreignant le membre, au-dessus de la blessure, entre celle-ci et le cœur, par une ligature (cordon, ruban, jarretière) serrée au moyen d'un morceau de bois qui produise la torsion de la ligature, à la manière d'un tourniquet.

La compression, au moyen de bandages et de ligatures, ne peut être efficacement mise en œuvre qu'autour de la tête et des membres. Lorsqu'il s'agit du tronc et du col, la main seule peut être employée en attendant l'arrivée d'un homme de l'art.

Les sangsues que l'on applique aux jeunes enfants, sont souvent la cause d'hémorragies fort inquiétantes. Pour prévenir ces sortes d'hémorragies, il faut avoir soin de choisir des sangsues très-petites, qui n'enlèvent qu'une portion de peau mince et étroite; pour y remédier, on applique un peu fortement le bout du doigt sur la petite plaie qui donne du sang, puis, au bout de quelques minutes, on soulève le doigt avec précaution; on place sur la petite plaie un morceau d'amadou et l'on comprime de nouveau, avec le bout du doigt : si alors on cesse de comprimer et que l'on détache, avec précaution, le bout du doigt, sans déranger l'amadou, le sang cesse de couler. Cette manœuvre doit être recommencée jusqu'à ce que l'on ait obtenu le résultat désiré ou jusqu'à l'arrivée d'un médecin.

3.

Des empoisonnements.

L'empoisonnement le plus fréquent est celui qui a lieu par le sulfate d'indigo, dont on se sert pour mettre le linge au bleu, cette substance se trouvant dans les mains de tout le monde.

Lorsque les enfants qui ont l'habitude de toucher à tout ce qui se trouve à leur portée boivent du sulfate d'indigo, ils s'exposent à une brûlure mortelle de la bouche, du gosier et de l'estomac.

Pour neutraliser l'action du sulfate d'indigo sur les voies digestives, si l'on est appelé à temps, on gorge le petit malade d'eau chargée de craie pulvérisée ou de magnésie, dans les proportions de 30 grammes pour un litre d'eau ; 20 ou 25 grammes de savon dissous dans une même quantité d'eau tendent au même but avec moins d'efficacité.

Lorsqu'on s'aperçoit trop tard de l'accident, on fait prendre, en abondance, du blanc d'œuf délayé dans de l'eau, de la tisanne de guimauve, de graine de lin et des lavements de même nature.

L'huile de vitriol (acide sulfurique), et l'eau forte (acide nitrique), exigent les mêmes précautions.

Pour ce qui concerne les autres poisons, il faut s'en tenir à les faire rendre, en gorgeant d'eau tiéde l'estomac des empoisonnés, en attendant l'arrivée d'un médecin.

4.

Des différentes espèces d'asphyxies.

On appelle asphyxie l'absence de respiration. Les phénomènes principaux de l'asphyxie sont d'abord : la gène de la respiration, les efforts d'inspiration accompagnés d'angoisses ; les traits effarés, la face livide ; puis successivement surviennent les vertiges, l'affaiblissement des sens et des mouvements, suivi de l'abolition de la respiration et des mouvements du cœur.

Les causes les plus communes de l'asphyxie sont l'absence ou la viciation de l'air respirable ; l'étranglement, la submersion, la congélation, la fulguration.

1. Dans l'asphyxie, en général, on commencera par porter le malade dans un air frais et pur ; on le dégagera, comme dans les cas de faiblesse, de tous les liens qui peuvent entraver la respiration et la circulation ; on lui soufflera, avec une extrême précaution, de l'air dans les

poumons, au moyen de la bouche appliquée sur celle de l'asphyxié; on fera des frictions, sur tout le corps, avec la main armée de flanelle ou d'une brosse; on chatouillera les narines et la luette avec la barbe d'une plume. La vapeur de soufre d'une alumette brûlée sous les narines peut être utile comme excitant; quant à la vapeur d'ammoniaque liquide, elle ne doit être dirigée vers les narines que quand la respiration commence à se rétablir.

Les secours qu'on administre aux asphyxiés doivent être continués longtemps et avec persistance.

II. *a*. Dans les cas d'asphyxie causée par le défaut de l'air, et lorsqu'il a été vicié par la vapeur de charbon ou les émanations du raisin et des végétaux en fermentation, les précautions indiquées à l'article précédent suffisent jusqu'au moment de l'arrivée d'un médecin.

Aux moyens généraux, déjà indiqués dans les cas d'asphyxie par l'air des égoûts, on joindra les suivants : aspersion d'eau froide sur tout le corps; deux grains (10 centigrammes) d'émétique étendus dans trois verres d'eau tiède, donnés de dix minutes en dix minutes, afin de faire rendre les liquides qui auraient pu être avalés.

b. Les noyés meurent par ce qu'ils ne peuvent plus respirer; l'air, intercepté par l'eau, n'arrive plus jusqu'à leurs poumons. Ils ne périssent donc pas, comme le croit le vulgaire, pour avoir avalé une trop grande quantité d'eau. Lorsqu'on les ouvre, après la mort, on trouve des *glaires* mousseuses dans le conduit de la respiration et seulement quelques gorgées d'eau dans l'estomac.

Il ne faut donc ni les secouer ni les suspendre par les pieds. Cette dangereuse coutume aurait pour résultat d'augmenter la congestion du sang qui se fait vers la tête des noyés et de les tuer infailliblement s'ils n'étaient déjà morts.

On les transportera sur un brancard, la tête un peu élevée, le corps incliné à droite. Lorsqu'on sera arrivé dans un lieu convenable, on les dépouillera de leurs vêtements mouillés que l'on coupera avec des ciseaux, afin de ne point perdre un temps précieux; puis on les placera, suivant la position indiquée, dans un lit légèrement incliné de la tête aux pieds et modérément chauffé. On se hâtera d'enlever, avec le doigt, toutes les mucosités qui paraîtront dans la bouche des noyés, et d'entourer ceux-ci de sachets remplis de cendres chaudes, de cruchons pleins d'eau bouillante, de briques chaudes ou de tout autre moyen propre à fournir de la chaleur. On a vanté les lavements de tabac, dans l'asphyxie par submersion; ils sont dangereux et seraient bien plus avantageusement remplacés par une solution de 50 ou 60 grammes de sel de cuisine, dans la quantité d'eau nécessaire pour un lavement.

D'ailleurs on se comportera pour les noyés comme il a été dit à l'article de l'asphyxie en général.

c. Les personnes étranglées ou pendues par une corde qui serre le cou meurent comme les noyés : le passage de l'air étant interrompu par la constriction de la corde, elles ne peuvent plus respirer.

Il est du devoir de l'homme qui trouve une personne étranglée ou pendue de desserrer ou de couper la corde. Il n'est pas vrai que la loi défende de toucher au corps des personnes qui succombent à une mort violente avant l'arrivée de la justice : cette déplorable erreur, si commune encore dans les petites localités, a été cause de bien des malheurs. Il faut se comporter d'ailleurs comme dans les autres cas d'asphyxie.

d. Quand on a été longtemps exposé au froid et que l'asphyxie est proche, on est surpris par une invincible tendance au sommeil. C'est cette tendance qu'il faut combattre avec toute l'énergie dont on est capable, par une agitation violente, si l'on ne veut succomber infailliblement à un sommeil dont on ne se réveillera plus.

Il semblerait, au premier aperçu, que l'indication la plus pressante à remplir fut de transporter l'asphyxié dans une chambre bien chauffée et de l'approcher d'un bon feu. Rien cependant ne serait plus nuisible ; on verrait le malade succomber immédiatement, ou la gangrène s'emparer des parties atteintes par la chaleur.

Les premiers soins à donner, après avoir dépouillé l'asphyxié de ses vêtements, consistent à faire, sur tout le corps, des frictions avec de la neige ; à remplacer la neige par des applications d'eau froide, puis tiède, puis enfin de plus en plus chaude. Ce n'est qu'après l'emploi de ces précautions indispensables que l'on pourra transporter le malade dans un appartement chauffé et le placer ensuite dans un lit *bassiné*. On aura soin d'employer simultanément les moyens de traitement communs à tous les genres d'asphyxies ; c'est-à-dire, le chatouillement des narines et de la luette, l'insufflation de l'air, par la bouche, dans les poumons. Les frictions ne doivent être faites qu'avec de la flanelle, l'action de la brosse, trop énergique, pourrait déterminer une vive irritation de la peau et soulever des phlyctènes (cloches semblables à celles des brûlures), qui ne seraient pas sans danger. Après ces divers moyens, convenablement mis en œuvre, viendraient les lavements d'eau salée ; puis un peu de vin et de bouillon, dès que le malade pourrait avaler.

e. Quand une personne a été asphyxiée par la foudre, il faut se hâter de la débarrasser de tous les liens, de toutes les parties de vêtements qui pourraient gêner la respiration et le cours du sang; de l'exposer au grand air et de lui titiller la luette et les narines avec une barbe de plume; de pratiquer l'insufflation de l'air, dans les poumons, à la manière indiquée; de la frictionner avec une brosse rude et de lui administrer des lavements d'eau salée.

La science du médecin, qu'on doit toujours faire intervenir, fera le reste.

FIN.

TABLE DES MATIÈRES.

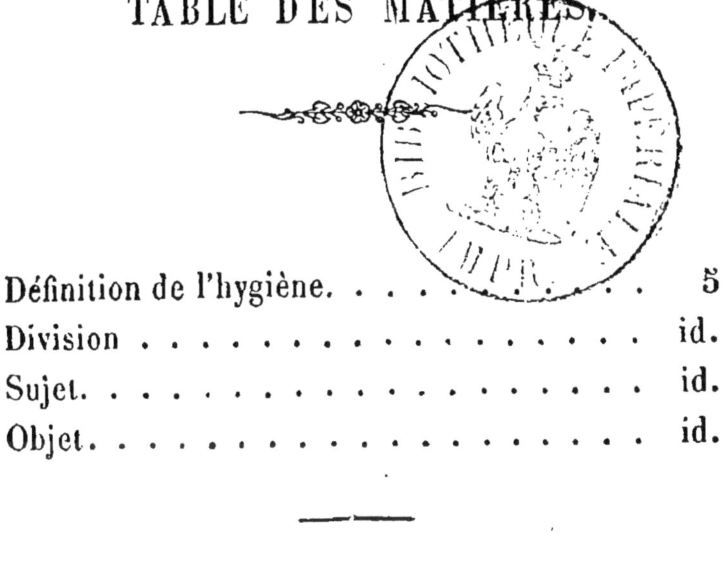

PREMIÈRE PARTIE.

DEUXIÈME PARTIE.

FIN DE LA TABLE.

L'ART DE CONSERVER LA SANTÉ.

MANUEL D'HYGIÈNE

A L'USAGE

DES ENFANTS ET DES GENS DU MONDE ;

SUIVI PAR L'INDICATION DES ACCIDENTS QUI MENACENT PROMPTEMENT LA VIE,

AINSI QUE DES MOYENS DE LES PRÉVENIR ET D'Y REMÉDIER,

PAR E.-A. ANCELON,

Docteur en Médecine,
Médecin de l'hôpital de Dieuze, Membre de la Société de Médecine de Nancy, de la Société nationale de Médecine de Marseille, de la Société des Sciences médicales de la Moselle.

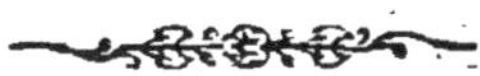

NANCY,
GRIMBLOT ET Vᵉ RAYBOIS,
IMPRIMEURS-LIBRAIRES,
Place Stanislas, 7, et rue Saint-Dizier, 125.

PARIS,
VICTOR MASSON, LIBRAIRE,
Place de l'Ecole de Médec., 17.
J.-B. BAILLIÈRE, LIBRAIRE,
Rue Hautefeuille, 19.

1855.

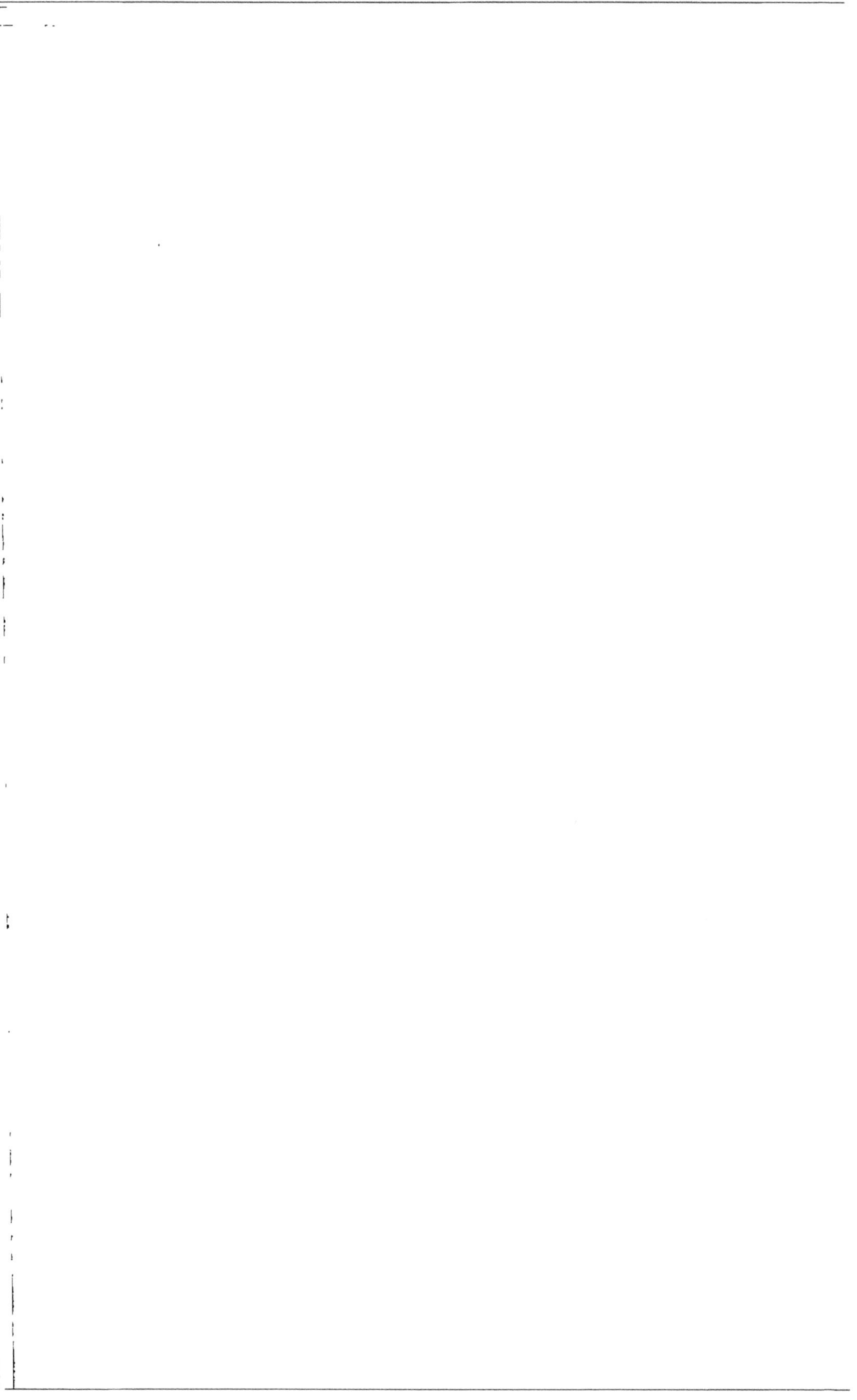

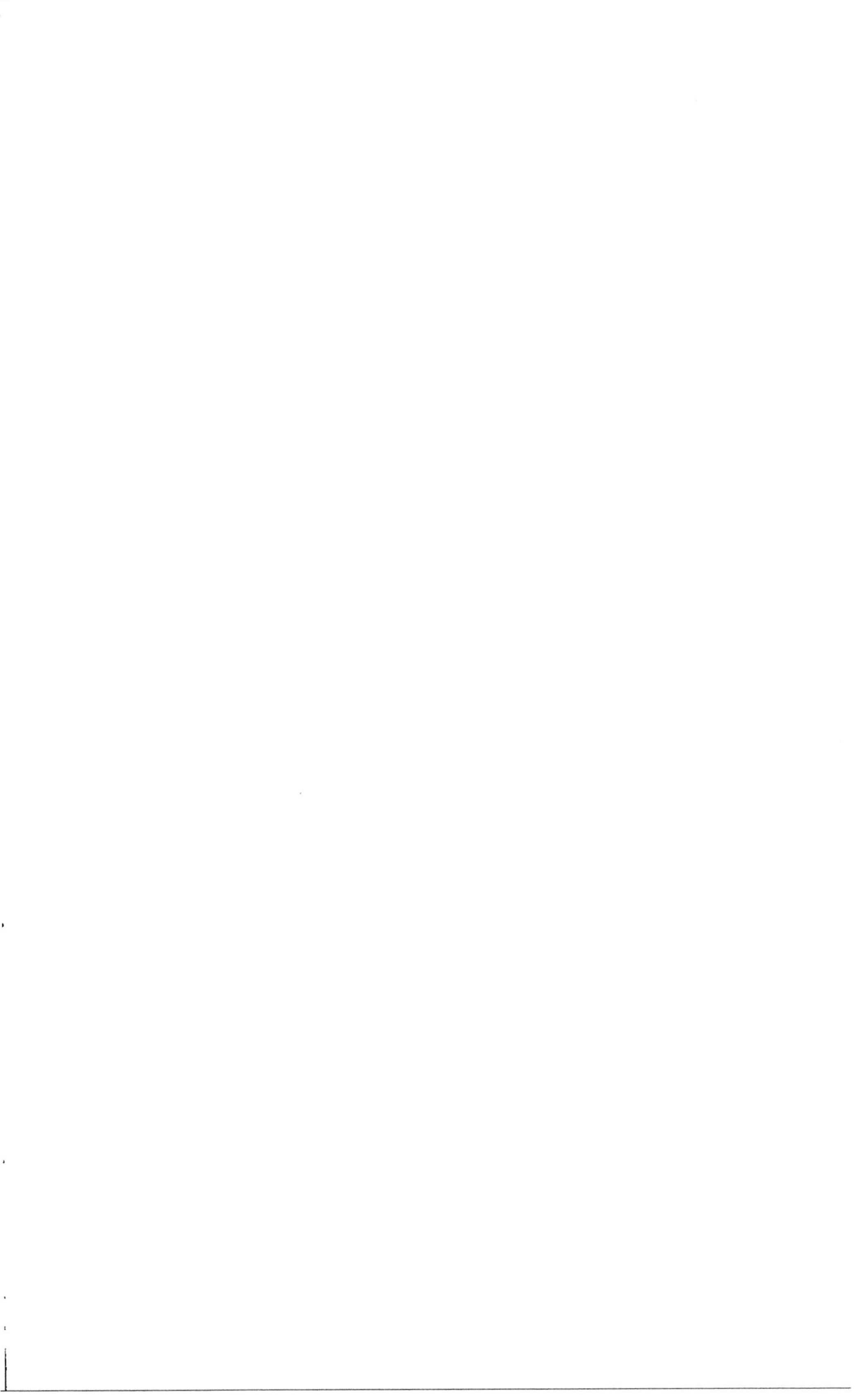

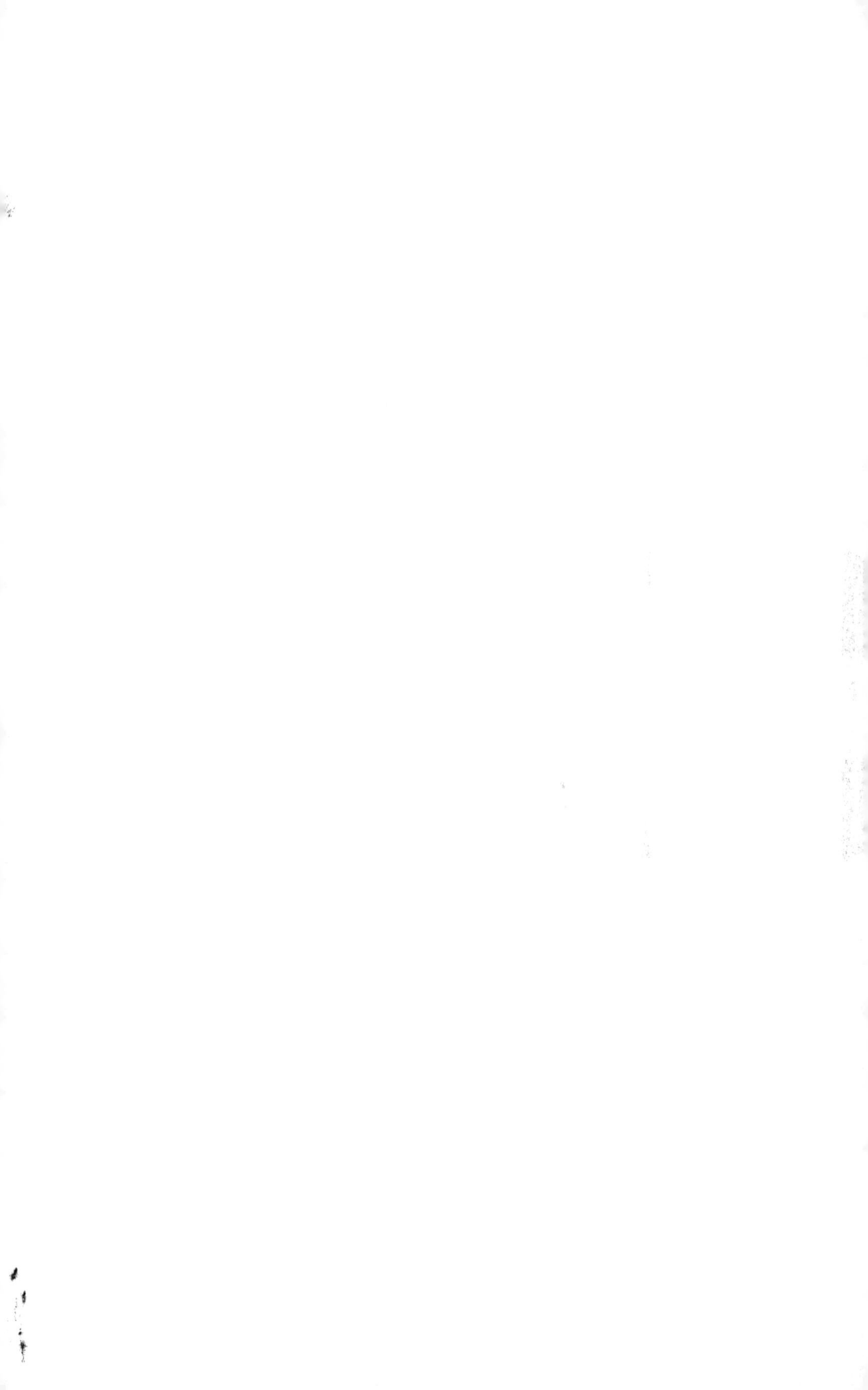